ドクター南雲の部屋とからだのお掃除術

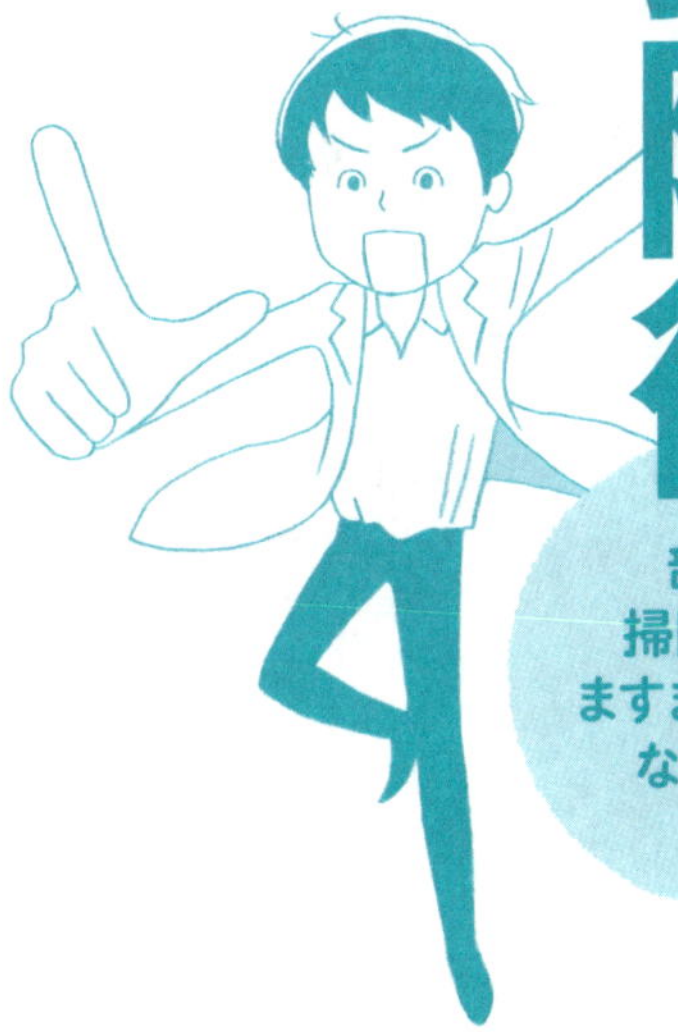

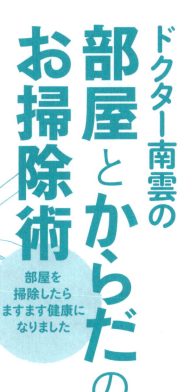

部屋を
掃除したら
ますます健康に
なりました

南雲吉則

WAVE出版

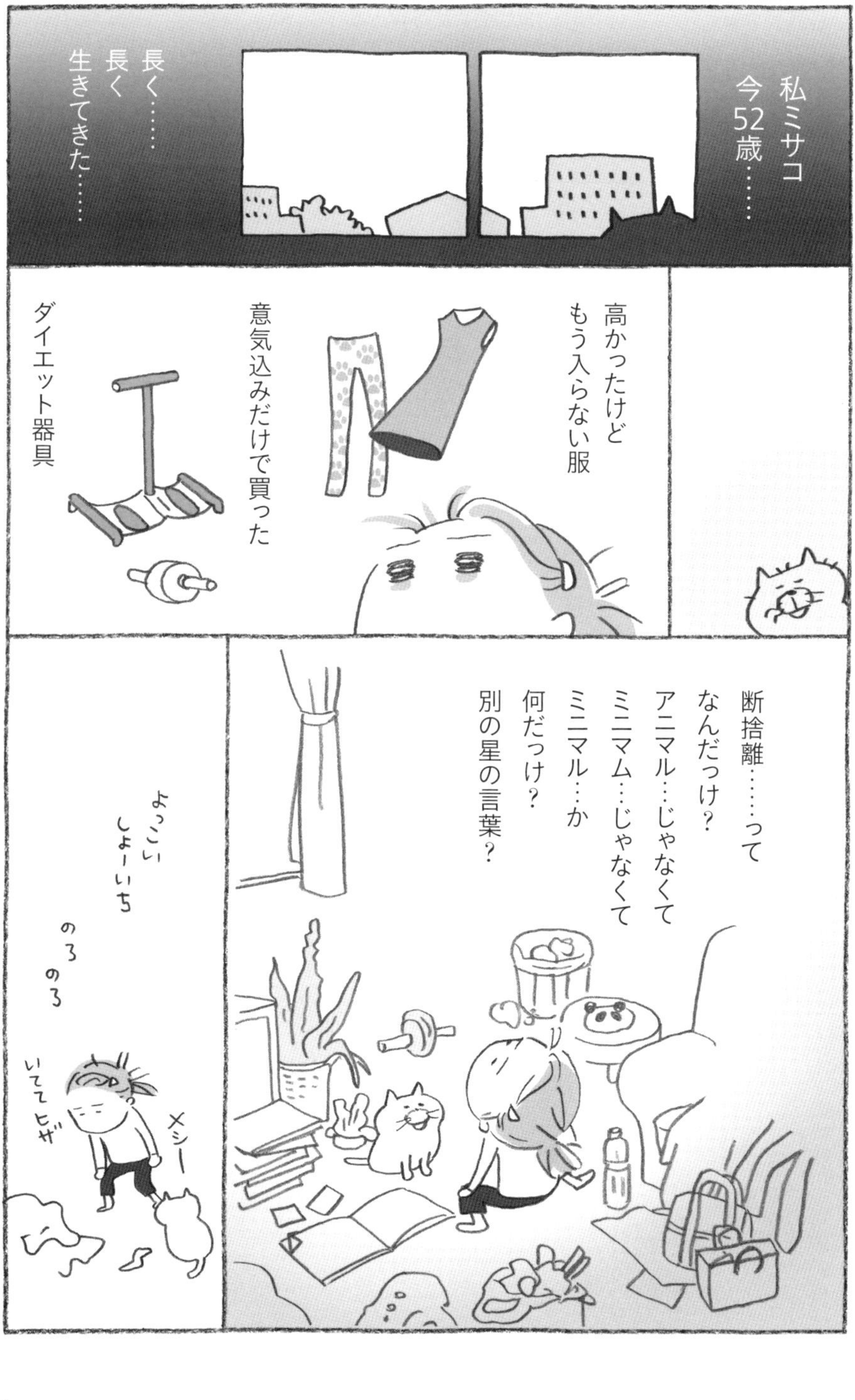
私ミサコ
今52歳……
長く……
長く
生きてきた……
高かったけど
もう入らない服
意気込みだけで買った
ダイエット器具
断捨離……って
なんだっけ？
アニマル…じゃなくて
ミニマム…じゃなくて
ミニマル…か
何だっけ？
別の星の言葉？
よっこいしょーいち
のろ
のろ
いてて ヒザ
メシー

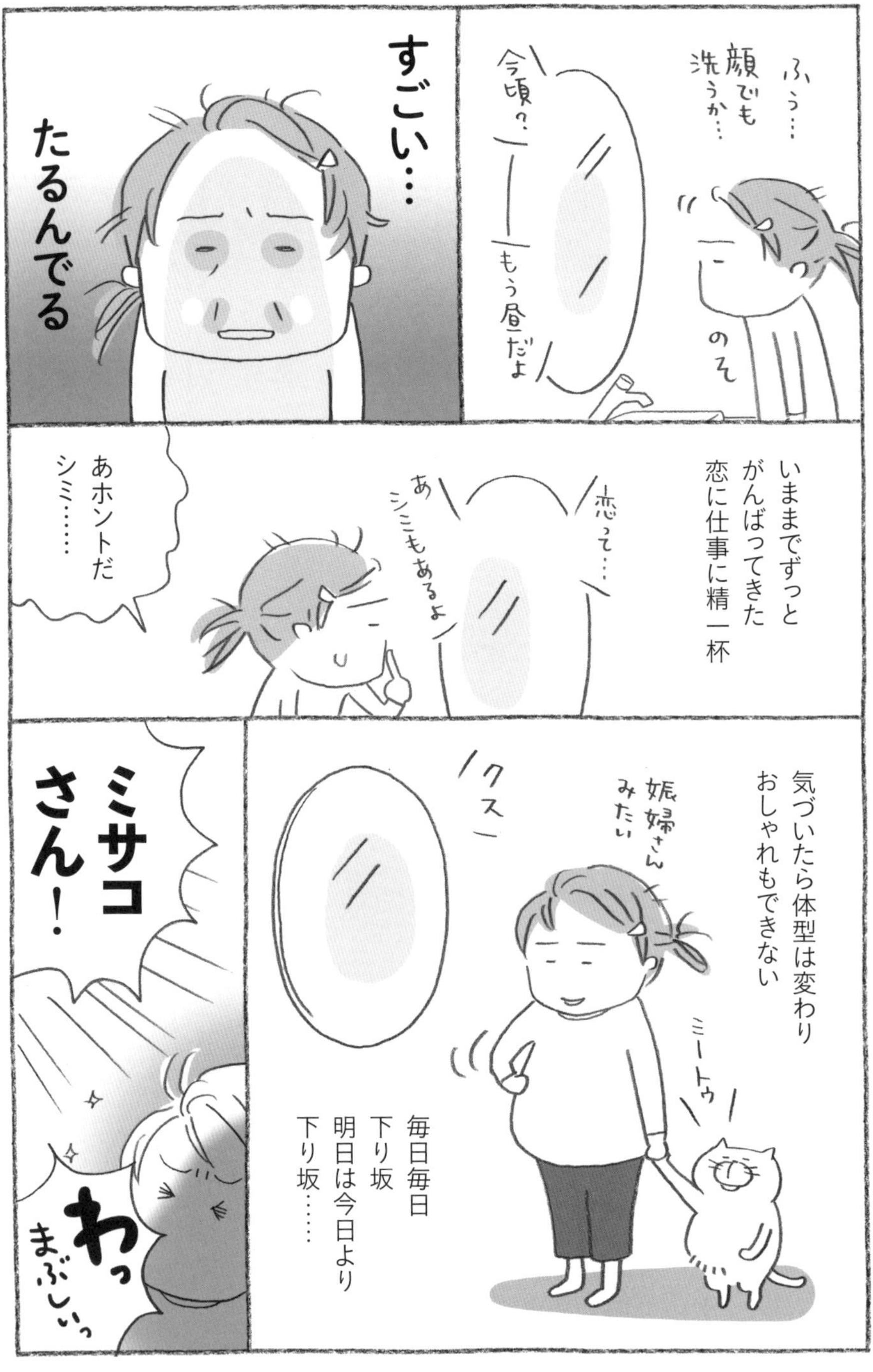
ふぅ…
顔でも洗うか…
今頃?
もう昼だよ
のぞ
すごい…
たるんでる
いままでずっと
がんばってきた
恋に仕事に精一杯
恋って…
あ
シミもあるよ
あホントだ
シミ……
気づいたら体型は変わり
おしゃれもできない
妊婦さん
みたい
クス
ミートゥ
毎日毎日
下り坂
明日は今日より
下り坂……
ミサコさん!
わっ
まぶしいっ

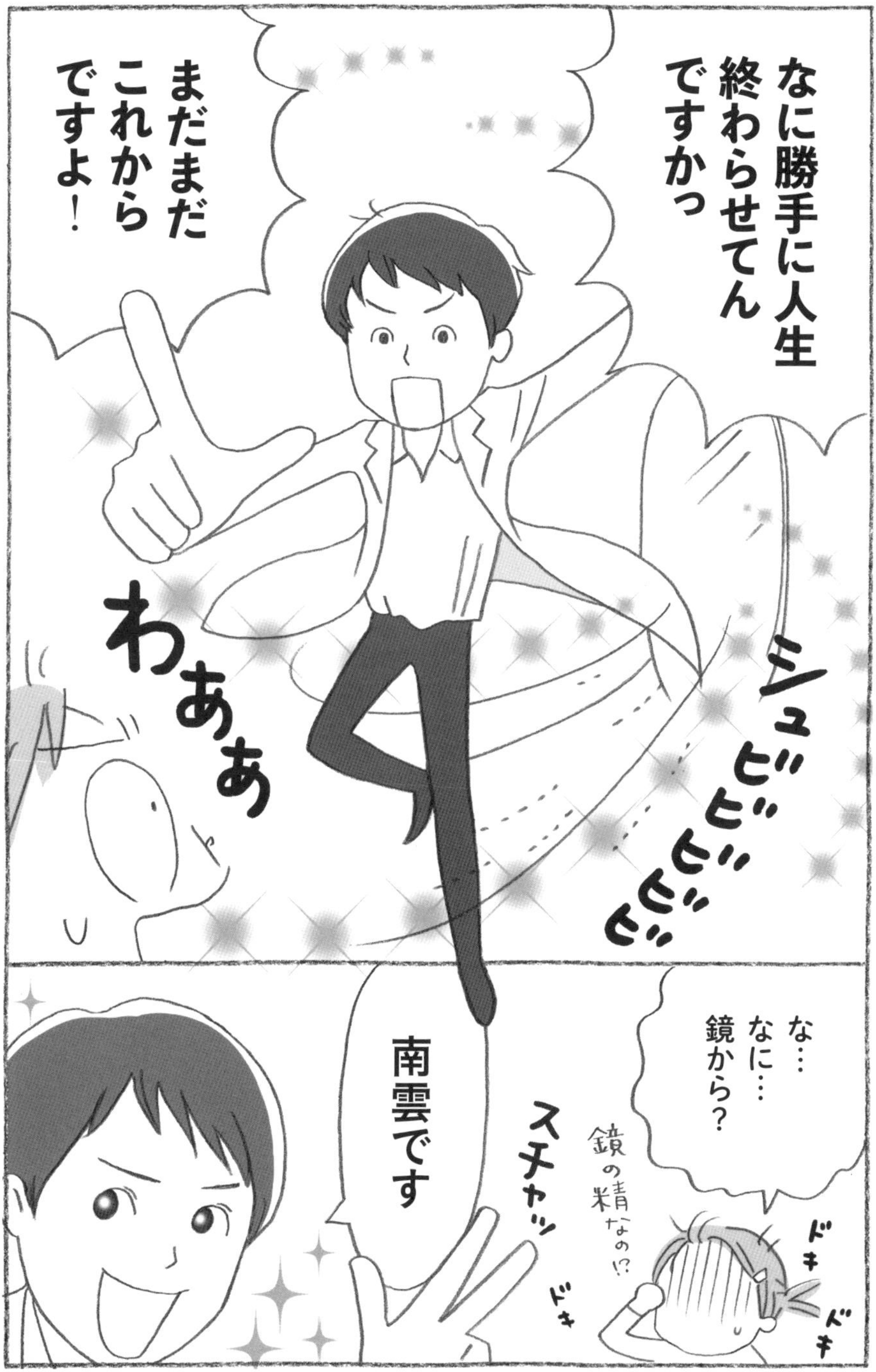
なに勝手に人生終わらせてんですかっ
まだまだこれからですよ！
わあああ
シュビビビビビ
南雲です
スチャッ
な…なに…鏡から？
鏡の精なの!?
ドキ
ドキドキ

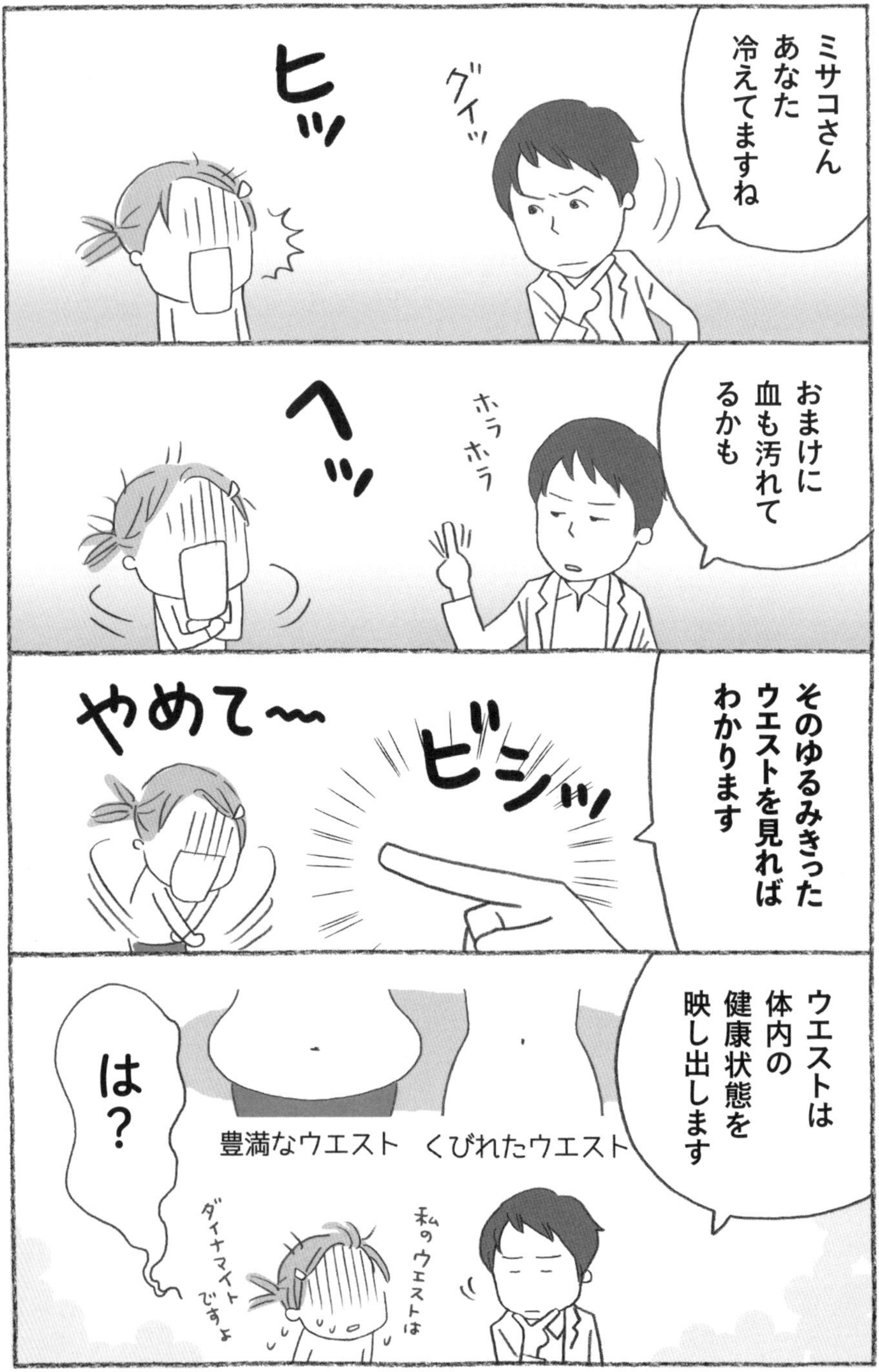
ミサコさん あなた 冷えてますね
グイッ
ヒッ
おまけに 血も汚れて るかも
ホラ ホラ
ヘッ
そのゆるみきった ウエストを見れば わかります
ビシッ
やめて〜
ウエストは 体内の 健康状態を 映し出します
豊満なウエスト
くびれたウエスト
は？
私のウエストは
ダイナマイトですよ

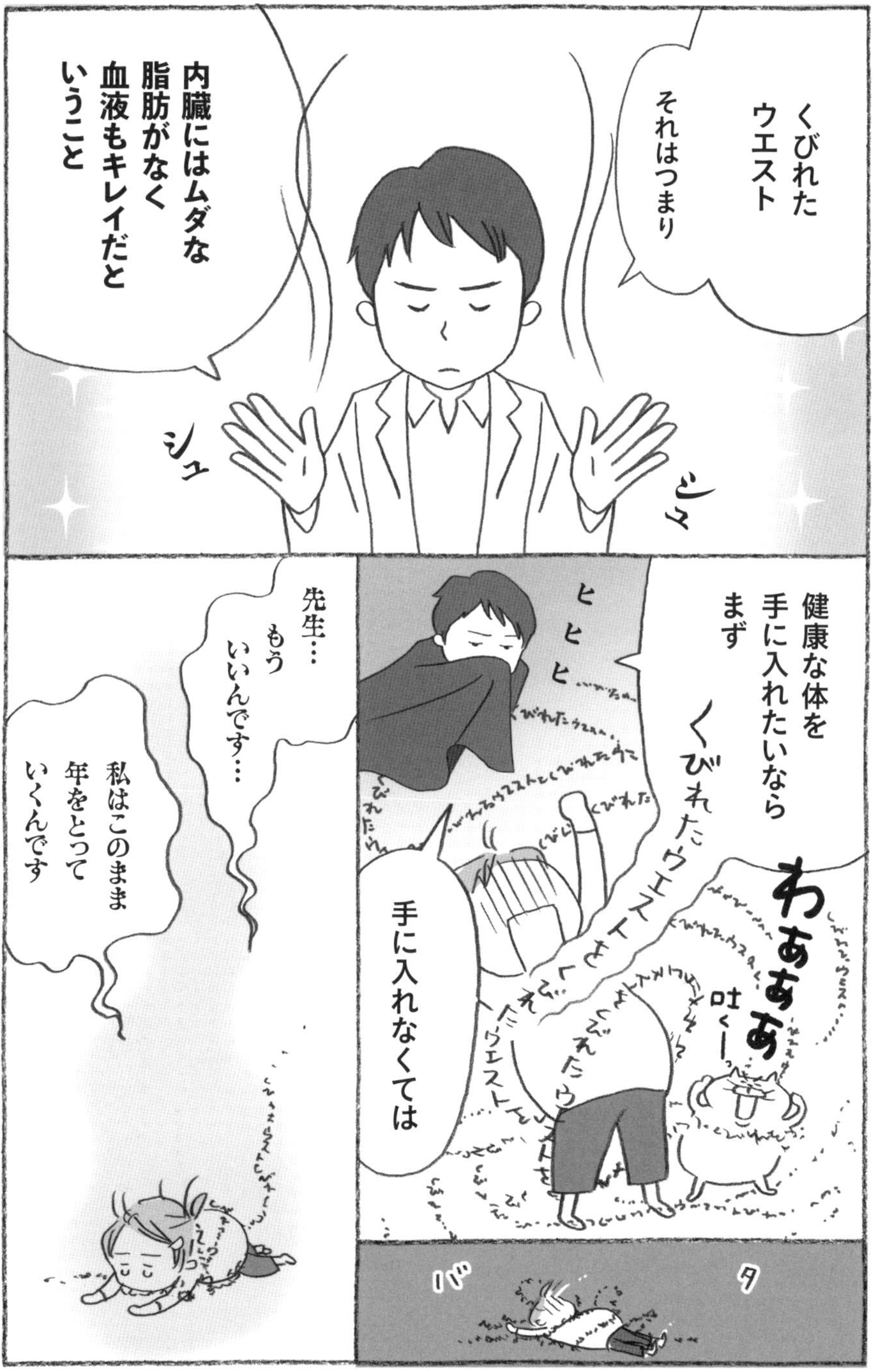
くびれたウエスト
それはつまり
内臓にはムダな脂肪がなく血液もキレイだということ
シュ
シュ
健康な体を手に入れたいならまず
ヒヒヒ
くびれたウエストを
手に入れなくては
わあああ
吐くー
バタ
先生…もういいんです…
私はこのまま年をとっていくんです

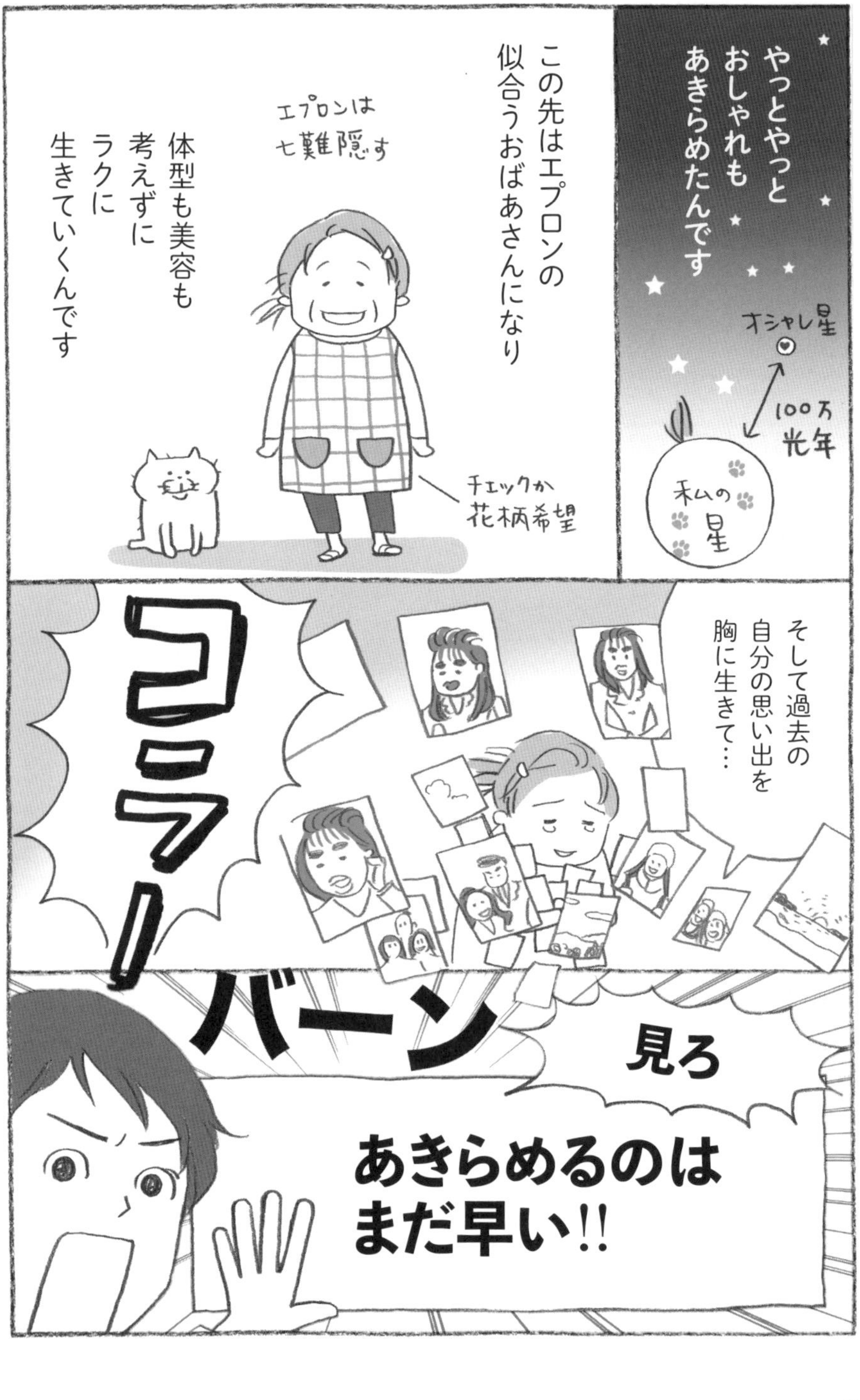

やっとやっと
おしゃれも
あきらめたんです
オシャレ星
100万光年
私の星
この先はエプロンの
似合うおばあさんになり
体型も美容も
考えずに
ラクに
生きていくんです
エプロンは七難隠す
チェックか花柄希望
そして過去の
自分の思い出を
胸に生きて…
コラー!
バーン
見ろ
あきらめるのは
まだ早い!!

見て この部屋を
キリッ
は？
部屋の状態は 心と体の 状態と 一致しています
はいいいー？
まずは この部屋 キレイに しましょう
すると あなたは キレイと 健康を 手に入れる ことができるん です
えーっ ほんと にーー？

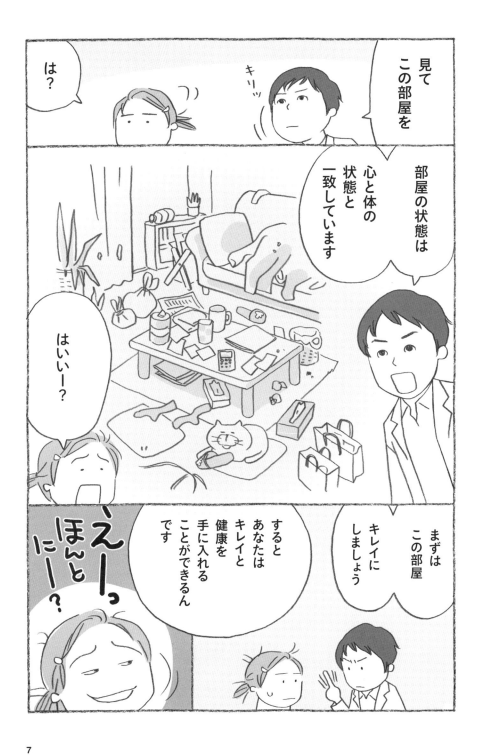

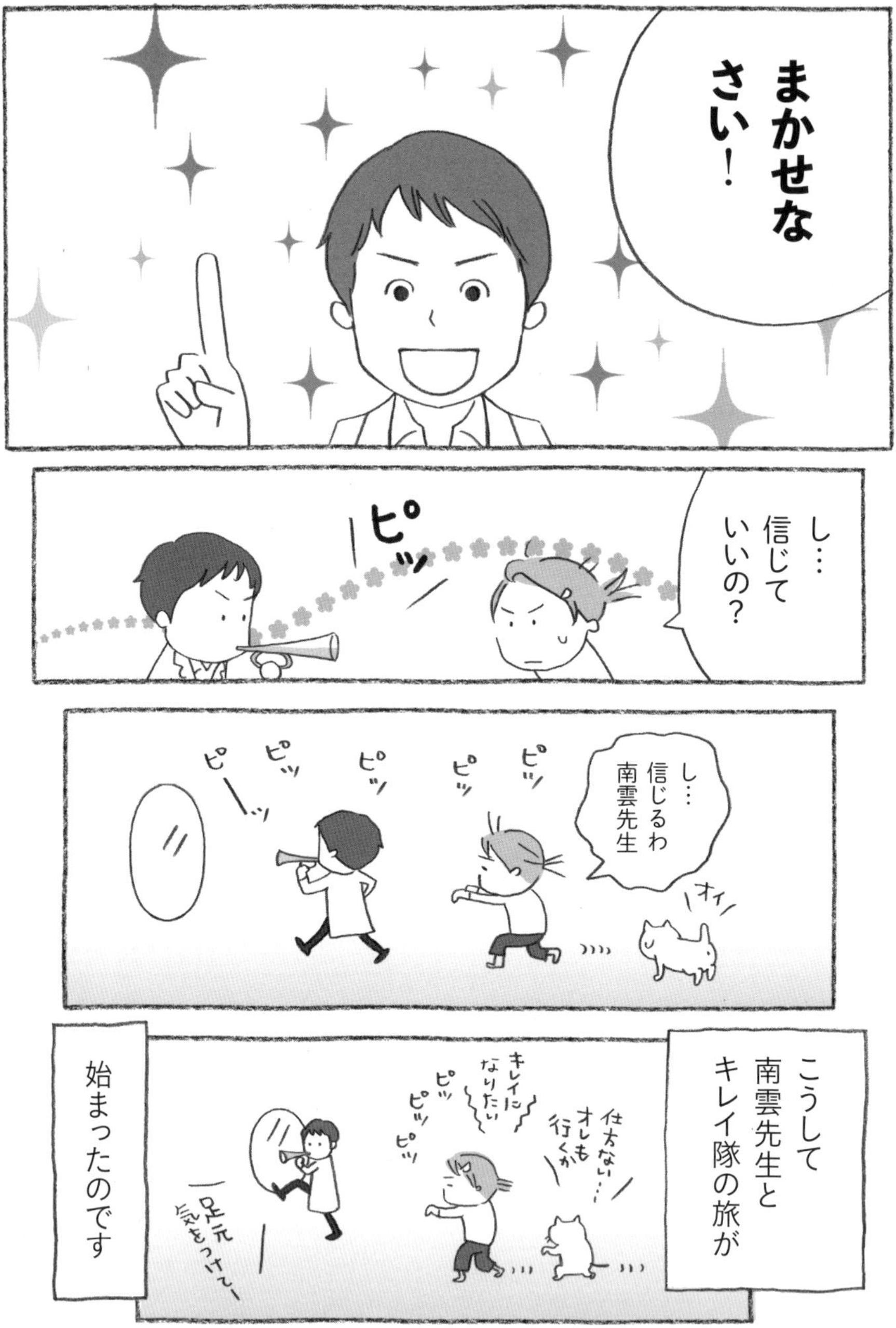
まかせなさい！
し…信じていいの？
ピッ
し…信じるわ南雲先生
ピッ
ピッ
ピッ
ピッ
ピーーッ
オイ
こうして南雲先生とキレイ隊の旅が
仕方ない…オレも行くか
キレイになりたい
ピッ
ピッ
ピッ
足元気をつけて
始まったのです

早く キレイに なりた〜〜い

はじめに

皆さんは医師である私が、なぜ片付けの本を書いているのか、いぶかしく思っていらっしゃるでしょう。「1日1食」「ゴボウ茶」「甘酒酵素水」にあきたらず、次は「片付け」かと、あきれかえっているのではないでしょうか。

皆さんは私をどのような医者だとお考えですか？　ふむふむ、ダイエットや若返りのことばかり話すチャラチャラした医者……。

コラーッ！　実は私は、年間５００件以上の乳がんや乳房再建の手術をしている、れっきとした乳がん専門医です。

乳がん専門医になって30年、「早期発見」と「早期治療」を訴え続けてきました。

その結果、何が起こったか？

なんと、たった30年間でがん死亡率は倍増して、戦前の結核死亡率をはるかに超えてしまったのです。その原因は、いったい何でしょうか。

それは環境の変化です。

環境には「体外環境」と「体内環境」があります。

体外環境とは、言わずと知れた地球環境のこと。近代の産業革命以来、世界人口は増え続け、自然を破壊しながら広がり続けてきました。そして工業化による便利な生活は、地球環境を汚染してきました。

その反省から我が国では工場からの排気・排水は激減しました。

それに代わって環境汚染の最大の原因となったのは、私たち一般市民です。タバコや自動車の排気ガスが空気を汚し、食器洗いや洗濯に用いる洗剤が川や海の生態系を破壊しているのです。

とくに身近な体外環境は生活環境です。私たちの生活空間がゴミやホコリで埋めつくされ、タバコの煙や合成洗剤にまみれていたら、戸外で排気ガスを浴びるよりも危険なのです。

のどや肺や食道のがん、花粉症や喘息や気管支炎、アトピーや脱毛や肌荒れ、シミのほとんどは、生活環境によるものなのです。生活環境の改善、すなわち掃除・片付けや洗剤の変更によって、驚くほど体調が改善します。

体内環境とは、生物の営みの上で不可欠な脳神経、循環、呼吸、消化吸収、ホルモン、そして筋骨のことです。間違った食生活、運動不足、夜更かし、ストレスによって体内環境は激しく乱れます。

なかでも最も重要なのは、腸内環境です。腸は栄養の摂り入れ口であり、外敵の侵入をはばむバリアでもあります。

昨日食べたものによって今日病気になり、今日食べたものによって明日健康になります。

栄養は血となり肉となり、さらにホルモンや神経の伝達物質となり、全身に力をみなぎらせます。また、腸には全身の免疫の60%が集中し、これが正常に働けば、風邪やがんを防ぐことができます。

逆に悪い食べ物は、そのまま体の組織に置き換わり、体の不調や病を引き起こします。

便やおならは、臭《にお》って当たり前と思っていませんか？　悪玉菌が増殖することを「腐敗」、善玉菌の場合は「発酵」といいます。便が臭うのは、悪玉菌によって腸内が腐っているのです。

この本によって腸内を掃除すれば、2、3日で便は臭わなくなり、人生が快適になります。

体外環境とは生活環境のこと。

体内環境とは腸内環境のこと。

家と腸が汚れていれば病気になります。

家と腸を掃除すれば健康になります。


本書では「掃除」をキーワードに、南雲式健康若返り術を紹介します。

第1章は体外環境、第2章は体内環境。これらの「掃除」を続けていくことで、若さと健康と明るい未来を手に入れることができます。

掃除を毎日の習慣としてエンジョイしましょう。

2017年7月

南雲 吉則

目次

第2章 体内環境の話

実践　かんたん&おいしい　腸をキレイにする料理

実践 **気持ちはロッキー！ 寝る前の10分運動**

イラスト……上田惣子
デザイン……加藤愛子（オフィスキントン）
構成……中村美砂子
写真……山野浩司
DTP……NOAH
編集……大石聡子

第1章

体外環境の話

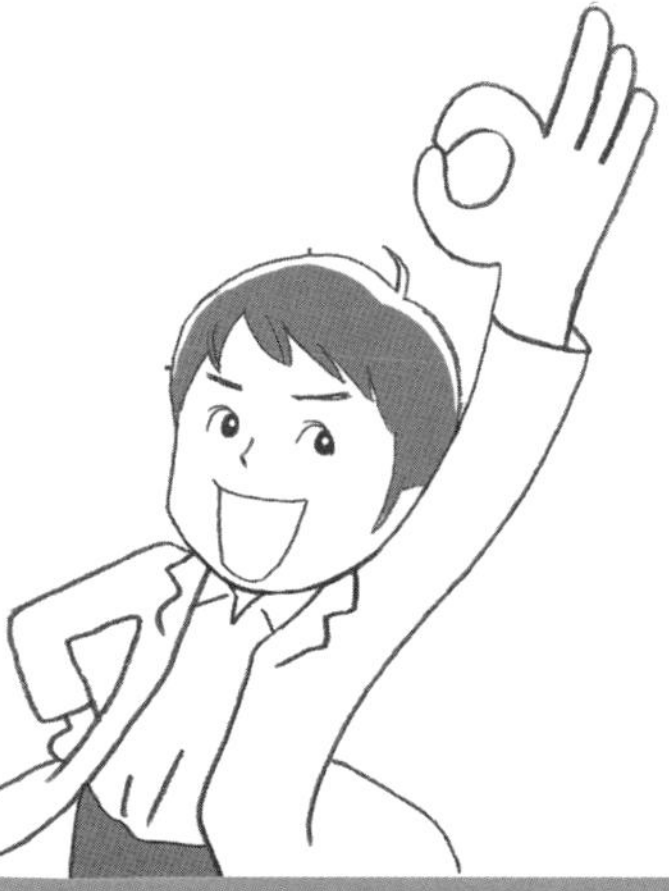

家にもメタボがある！

「メタボの3高」をご存じですか？　高身長、高学歴、高収入……ではないですよ！「高血圧」「高血糖」「高脂血症」です。これらは栄養の摂りすぎによって生じます。高血圧は塩、高血糖は糖、高脂血症は油の摂りすぎです。よかれと思ってため込みすぎた栄養によって、体がメタボになるのです。

家にもメタボがあります。「家メタボ」。あなたが「いつか使うだろう」「大切な思い出」としてため込んだ品々によって、家がメタボになります。所狭しと散らかった品々には、チリやホコリがたまります。チリやホコリはダニの好物ですから、ダニが大量発生します。ダニを餌にするゴキブリ、ゴキブリを餌にするネズミが発生します。

これを「家メタボ・マイナススパイラル」といいます。負は負を、悪は悪を生み出していくのです。

しかも、家とそこに住む人は互いに影響しあっているのです。家が片付かないのは、心が片付いていないから。家が汚れているのは、体が汚れているから。心が、体が不調に陥っているため、家の環境も不調に陥っているのです。

息子の部屋が散らかっていることの原因がうつ病だったり、友人宅が散らかっていることの原因が夫婦仲の問題だったり、実家が散らかっていることの原因が親の認知症だったりするのです。

また、その逆もあります。ここ最近、調子がよくないなあと感じた原因が、家の汚れであることもあります。子どものアトピーや喘息、あなたの花粉症や肌荒れ、おじいさんの気管支炎の原因が、家の汚れ、ハウスダストであることはよくあります。

つまり、こういうことがいえるのです。

家の汚れは心や体を汚し、
心や体の汚れは家を汚す。

家を片付けることによって、心や体の健康を取り戻しましょう。

何のために片付けをするのか？

私が掃除や片付けの大切さに気づいたのは、相次ぐ震災報道が避難所生活の大変さを伝えていたときです。仮設トイレが糞尿にまみれて使えないことを、被災者が訴え、市の職員がその対応に追われているというのです。

不自由な避難生活でトイレさえ満足に使えないのも気の毒なら、寝ずに働いているのに、さらにトイレの掃除まで頼まれた市の職員も気の毒です。

そのとき私は、こう思いました。仮設トイレに使い捨てのゴム手袋を常備して、トイレを使ったらその手袋をして、ペーパータオルでトイレの床や便器を軽く掃除するのです。トイレを使った人が、次に使う人のためにキレイにするというルールにすれば、トイレはいつもピカピカです。

そう思った翌日から、私は自宅のトイレで同じことを試してみました。ピカピカのトイレは家族から喜ばれました。

するとお風呂場や洗面所やシンクの汚れが気になり出しました。私は今までろくに掃除をしたことがなく、汚れがあれば水をかけて流すだけでした。

そこで、風呂を使ったら体を拭いたバスタオルで風呂場全体を拭き、洗面所を使ったら鏡や蛇口、シンクや床をひと拭きすることにしました。夕食後に洗った食器を水切りカゴに立てず、すぐにふきんで拭き、最後にシンクや台所の床をひと拭きする。気がついたら家中の掃除をすることになっていました。

次に使う人が気持ちよく使えるように掃除することが、共に生活する家族を大切にすることなのです。掃除していることを気づかれることなく、額に汗することもなく、日常動作の一つとして、さりげなくキレイにして静かに立ち去るのです。

人々がお互いを尊重して、さりげなく掃除・片付けをすることが、平和な世界を実現する第一歩なのです。

なぜ片付けが苦手なのか？

あなたは掃除が得意ですか？　ほとんどの人が苦手だというでしょう。ではその理由を医学的に解明してみましょう。

人間は脳でものを考えます。脳は進化の過程で地層のように重なっていて、下から古皮質《こひしつ》、旧皮質《きゅうひしつ》、新皮質《しんひしつ》と呼ばれます。

古皮質は爬虫類脳とも呼ばれ、意思にかかわらない反射の脳です。

旧皮質は哺乳類脳と呼ばれ、本能や情動の脳です。

新皮質は人間脳で、知性や社会秩序の脳です。

新皮質は「建前」の脳ですから、「部屋を片付けろ」「風呂、トイレをきれいにしろ」と命令します。しかし旧皮質は「本音」の脳ですから、「面倒くさいな」「いつかそのうちに」と答えます。

脳の反応をもう少し詳しく解説してみましょう。旧皮質は記憶を快・不快に分類して保存します。蛇に咬まれてイヤな思いをすると、次からは蛇のように細長いものを見ただけでゾッとします。これは危険を察知するための本能なのです。

ほとんどの人が勉強が嫌いなのは、いくら勉強しても成績がよくならないばかりか、成績が悪いことを叱られて、何度もイヤな思いをしたからです。しまいには勉強という言葉を聞いただけでゾッとするようになってしまったのです。

同じように、掃除・片付けが苦手なのは、いくら掃除しても片付かないばかりか、部屋が汚いことを何度も注意されて、イヤな思いをしたからです。それに追い打ちをかけるように、脳の新皮質が「掃除しろ」「片付けろ」と命令し続けたら、それがストレスとなって掃除・片付け大嫌いの構図ができあがるのです。

では、どうすればいいのか。

掃除や片付けに、脳を介入させないことです。

掃除や片付けを、人や自分に命令しない。うまく片付いたかどうか、優劣をつけない。命令したり優劣をつけると、イヤな気持ちになるからです。

掃除や片付けに意味を持たせず、生活動作の一部にしていくのです。それが次頁で述べる「作法」なのです。

片付けの極意　その1

家事ではなく作法とする

朝、顔を洗うのが面倒くさいという人はいませんよね。それは洗面所に行って顔を洗うことが日課になっているからです。

トイレに行ったら手を洗います。洗うべきかどうかを悩む人はほとんどいません。それが習慣になっているからです。

居酒屋で靴を脱いだら下駄箱に入れますよね。それが作法です。それなら自宅でもそうしてください。

飛行機のトイレを使うと、手洗いのところに「次に使う人のためにシンクを拭いてください」と書いてありますよね。自分が汚したら自分で拭く、片付ける。それは次に使う人のための作法です。

掃除を「家事」と位置づけるから面倒になるので、「作法」という決まり事にしてしまいましょう。それにはちょっとしたコツがあります。

たとえば、「今日は靴を磨こう」と決意し、張り切ってやっているうちに、すべて磨くのに1時間も2時間もかかってしまうと、「面倒くさいなあ」「疲れたなあ」と思いながらイヤイヤ磨くことになります。そのとき脳は「靴磨き」＝「イヤイヤ」とインプットしてしまい、後日、靴の汚れが気になったときに、脳はやらない選択をしてしまいます。

ですから、脳に考えるスキを与えないように、できるだけ簡単で、すぐできて、作業に苦痛がないようにするのが作法のコツです。

また、掃除を一連の動作として行うのも大きなポイントです。風呂に入ったら体を拭いたバスタオルで浴槽や風呂場も拭く、ついでに髪にドライヤーをかけたとき床に落ちた毛も拭き取る。このように流れるような動作として掃除をしていけば、「風呂掃除の日」はなくなるのです。

掃除・片付けを、「大きな作業」ではなく「小さな一連の動作」にするのです。

人間は、脳が介入するとうまくいかないことがとても多いのです。だから「何も考えずに行う動作」がいちばんいい。それを「作法」といいます。作法の身についたあなたは、はたからはとても優雅に見えるでしょう。

片付けの極意　その2

浄・不浄の結界をつくらず

皆さんの家では、トイレ用スリッパを使っていますか？　私の家にはありません。トイレにスリッパを置いているということは、「ここから先は不潔ですから履き替えてください」の意味です。だから、お小水で床を汚しても知らんぷり。第一、そのスリッパは毎日洗っていますか？　月に一度も洗っていないでしょう。トイレを不浄の場とするから不潔になるのです。

食事中にお子さんがテーブルにケチャップをこぼしたら、何で拭きますか？　口のまわりはお手拭き、テーブルはふきん、床は雑巾。そんなふうに使い分けるから、片付けが煩雑になるのです。食事のときは各自にお手拭きを用意して、それで口や手を拭いて、食べ終わったらそれでテーブルと床を拭いて、ついでに台所の床も全部拭いて洗濯機に放り込むのです。

同様に、キッチンで食器用と排水口用でスポンジやふきんを使い分けるというのも意味がなく、整理が複雑になるだけのことです。食器を洗うスポンジでシンクや排水口のゴミ受けや逆流防止弁を洗い、食器拭きと同じふきんで拭き上げます。毎回洗うのでヘドロ化したぬるぬるの汚れもありません。

床を拭いたタオルは二度とお手拭きには使えない、排水口の掃除をしたスポンジは二度と食器洗いには使えない、という人がいますが、それは不浄のものと勝手に決めつけただけのことです。タオルもスポンジも、泥まみれのスポーツウエアも、汚れたパンツや靴下も、洗濯機で洗ってしまえばみな清潔なのです。

石けんの粒子によって取り囲まれた汚れは、ほかの衣類に移ることはないからです。

「浄・不浄」の境界線をつくるのは人間です。そのように境界線を自分でつくるから、脳が「ここは不潔」「ここは清潔」と判断するのです。

家の中に「浄・不浄」の結界（境界）をつくらず、すべてのものを平等にキレイにしていきましょう。

片付けの極意　その3

合成洗剤を使わず

現在、スーパーの洗剤売り場には、食器洗い用や洗濯用、床用、窓ガラス用、風呂用、トイレ用、レンジ用などと用途の違う専用洗剤がズラリと並んでいます。しかも、そのほとんどが合成洗剤です。以前は私の家にも20種類以上の洗剤がありましたが、引っ越しを機にすべて廃棄して、いまは無添加の石けんだけにしぼりました。その理由は、引越し時に掃除をしていて、合成洗剤の恐ろしさを身にしみて感じたからです。

引っ越しの荷物を運び出したあとになって、レンジフードの油汚れに気づきました。そこだけ掃除をし忘れていたのです。あわてて洗剤を探しましたが、残っていたのはトイレで使っていたアロエのハンドソープだけ。やむなくこれでレンジフードを拭きはじめたら、驚いたことにみるみる油汚れが落ちていくではないですか。

「これはすごい！」と夢中になって30分ほど磨き続け、ふと自分の手を見ると、指先の皮がすべて剥けていました。そこではじめてハンドソープのボトルの裏を見ると、小さな文字で「ラウレス硫酸ナトリウム」と書いてあります。すぐにインターネットで調べてみると、環境汚染の第一原因として法律で規制されている合成洗剤で、食器洗いに使われる「アルキルエーテル硫酸エステルナトリウム」と同一成分だということがわかりました。

私たち消費者は、洗剤メーカーにだまされ続けていたのです。これまで家族の健康を考えて選んでいたハンドソープ、フェイシャルソープ、ボディソープ、シャンプーが、健康にも環境にも有害で、衣類や食器の洗剤とほぼ同じ成分であったことはショックでした。

では、合成洗剤の代わりに何を使えばいいのでしょう。それはズバリ「純石けん」です。石けんは環境に優しく、肌にも安全です。石けんには固形と液体があります。私は髪と体は固形石けんで洗い、ついでに風呂も掃除します。そして液体石けんは手と顔、食器洗いと洗濯に使います。

石けんがあれば「オールインワン」。洗剤を何種類も買わなくても、食器も衣類も体も髪もすべてを一つの石けんで洗うことができて経済的です。

片付けの極意　その4

「もったいない精神」を生かせ

飲食店のトイレに入ったとき、布タオルと使い捨てのペーパータオルがあったら、どちらを使いますか？　まさか誰かが使った後の布タオルで手を拭くことはないでしょう。布タオルには雑菌が数多く潜んでいて、使い回しをすることで手指が汚染されることを誰もが知っているからです。

にもかかわらず家のトイレや洗面所では、布タオルを使い回ししていませんか。それはとても危険！　もし、家族の誰かがインフルエンザやノロウィルスを持っていたら、タオルを介して家族全員が感染することもあるのです。

病院では院内感染を起こさないように頻繁に手洗いをし、ペーパータオルで手を拭いています。そこで私の家でも、キッチン、トイレ、洗面所など要所要所にペーパータオルを置いて、その都度使い捨てています。手を洗ったときだけではなく、顔を洗ったときもペーパータオル3枚で拭いています。

そこのあなた！「毎度毎度ペーパータオルを3枚も使うなんてもったいない」と、いま思いましたね。それこそ南雲流片付け術の極意なのです。

捨てるのがもったいないと思ったあなたは、そのペーパータオルで鏡の汚れを拭くでしょう。それでも満足できず、洗面所のシンクや水道の蛇口などあらゆるところを拭こうという気持ちになります。これがたった1枚だったら、自分の手を拭いただけでゴミ箱にポイと捨ててしまうでしょう？

食事のときは家族一人ひとりにおしぼりを出すのです。食事終了後にはたいして汚れていないおしぼりをすぐに洗濯するなんてもったいないですよね。そう思ったら、そのおしぼりでテーブルを拭いて、テーブルの下の床を拭いて、ついでに台所の床も拭きます。これで心おきなく洗濯に出せます。

朝トイレに入ったら、利き手に使い捨てのゴム手袋をして用を足します。そのまま使わずに捨てるなんて、もったいないですよね。そう思ったら、その手袋でトイレ掃除をするのです。ペーパータオルで便座の表裏、便器の中までキレイにします。

「もったいない」の心理を逆手に取って、片付けずにはいられない状況をつくるのです。

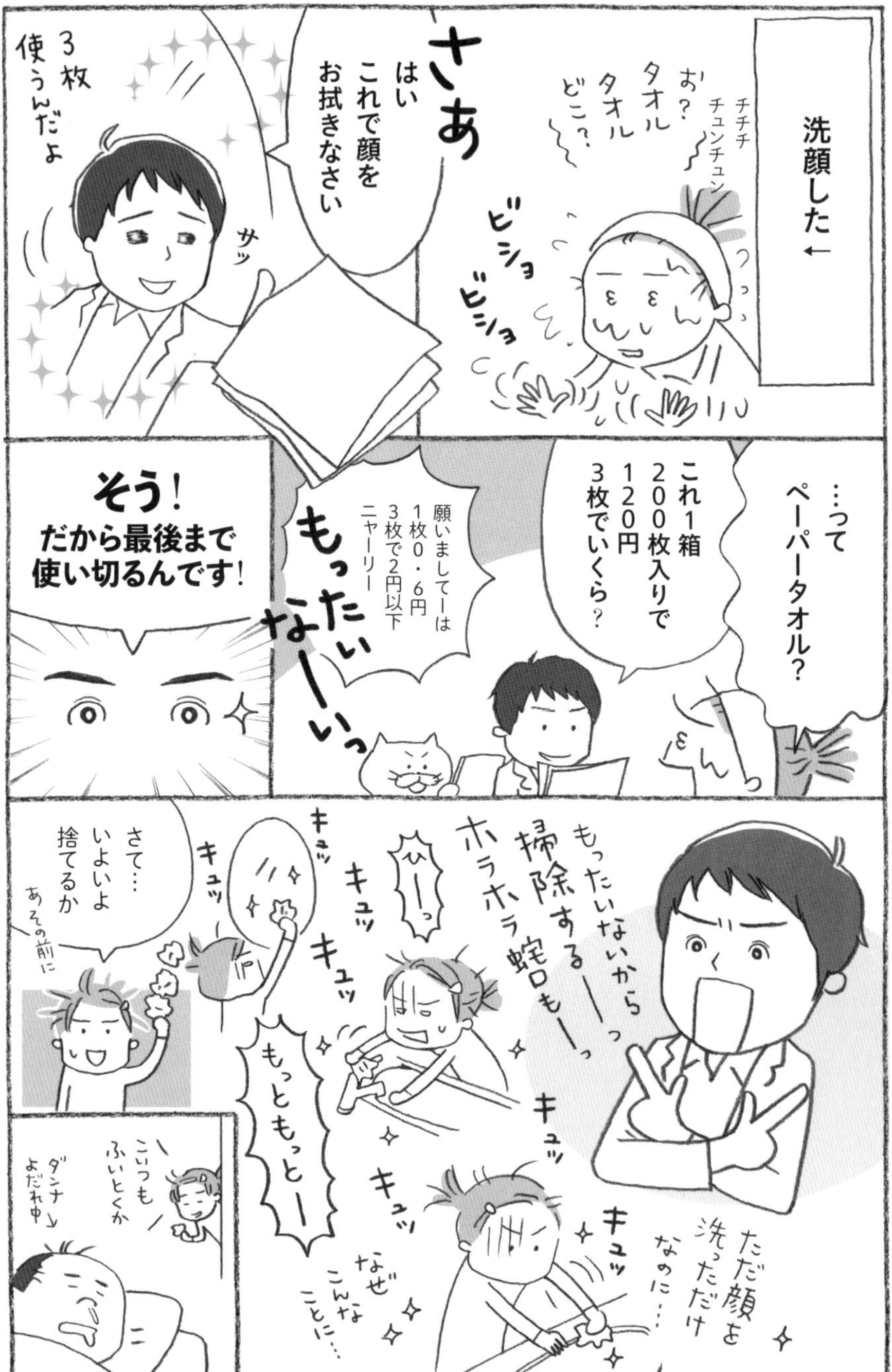
洗顔した←
チチチ チュンチュン
お？ タオル タオル どこ？
ビショ ビショ
さぁ
はい これで顔を お拭きなさい
サッ
3枚 使うんだよ
…って ペーパータオル？
これ1箱 200枚入りで 120円 3枚でいくら？
もったいなーいっ
願いましてーは 1枚0・6円 3枚で2円以下 ニャーリー
そう！ だから最後まで 使い切るんです！
もったいないから 掃除する──っ
ホラホラ 蛇口も──っ
ひ──っ
キュッ キュッ キュッ キュッ キュッ キュッ キュッ
もっともっと──
ただ顔を 洗っただけ なのに…
なぜ こんな ことに…
さて… いよいよ 捨てるか
あその前に
こいつも ふいとくか
ダンナ よだれ中

実践

南雲流
お掃除の作法

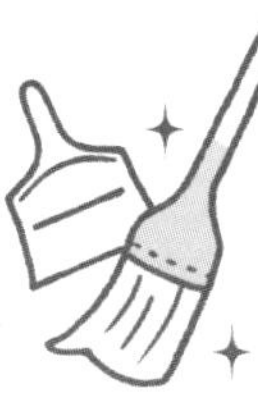

掃除に専用の道具や洗剤は一切不要!
私の掃除法では、
「掃除の時間」さえ必要ありません。
歯磨きや入浴、料理など、
これまで日常的に行っていることに
少しの動作を足すだけで、
家をキレイに保つことができます。

物を使ったら戻す、場所を使ったら拭く

私の掃除法はかんたんで合理的。

日常の動作に組み込むスタイルなので、大掛かりな道具や専用洗剤は必要ありません。

コツは、その都度掃除すること。手を洗ったら洗面台を、トイレを使ったら便器を、ササッと拭くだけでいつもピカピカに保つことができます。

だから、突然の来客があっても、慌てることなく迎えることができるでしょう。

また、ここでご紹介する方法を続けていくことで、一連の作法として身につき、やがてそうしないと気持ちが悪くなるのです。

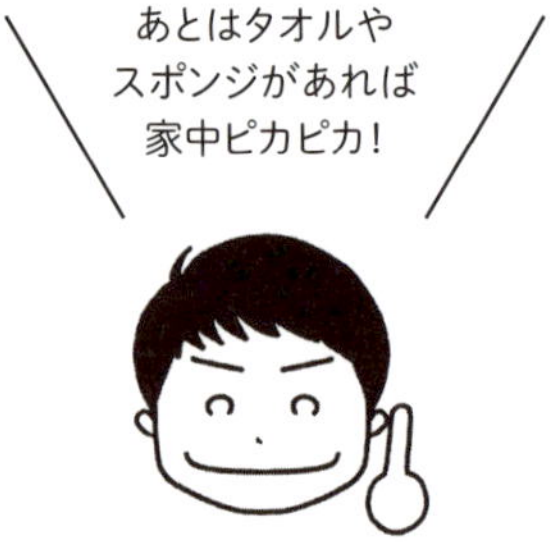
あとはタオルやスポンジがあれば家中ピカピカ!

掃除に使うマストアイテム

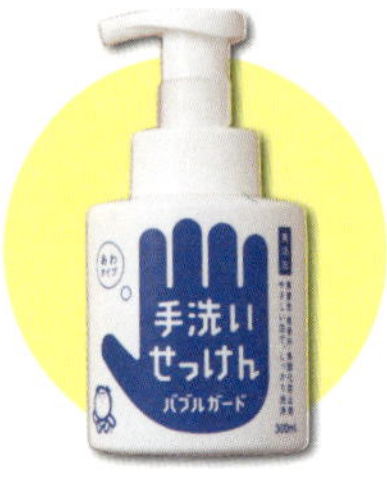
手洗いせっけん
バブルガード

手洗いせっけん
バブルガード
（シャボン玉石けん）

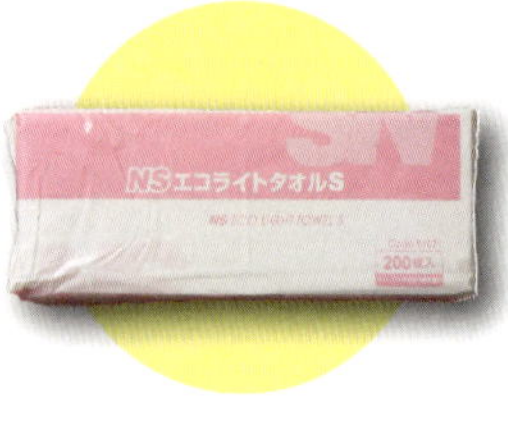
NSエコライトタオルS

ペーパータオル

お掃除作法のルール

使い終わった物は定位置に戻す

家族全員が物の定位置を知っておきましょう。靴は下駄箱、服はハンガー、汚れたものは洗濯機、食器は食器棚。各自使い終わったらもとの位置に戻すのです。

水気を残さず拭き取る

日常的に水を使うトイレや洗面台は、手拭きに使ったペーパータオルをフル活用して、キッチン、浴室などはタオルを使って水滴をしっかり拭き取りましょう。

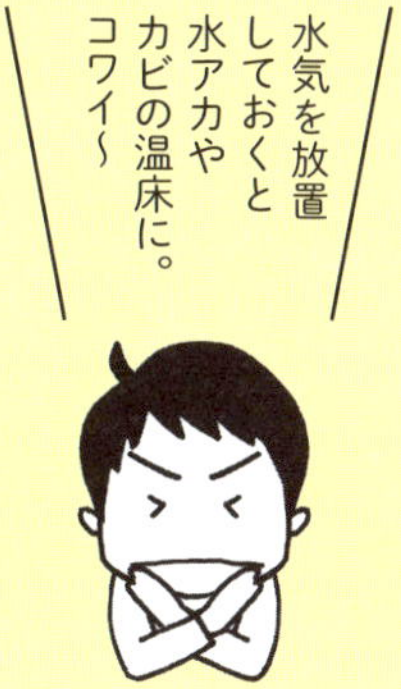
水気を放置しておくと水アカやカビの温床に。コワイ～

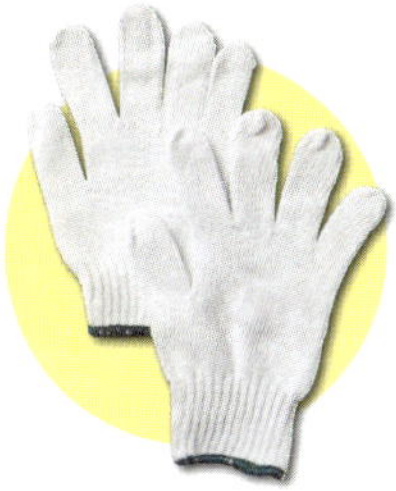
軍手

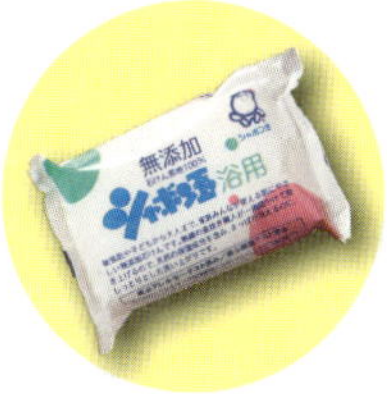
無添加
シャボン玉
浴用
シャボン玉浴用
（シャボン玉石けん）

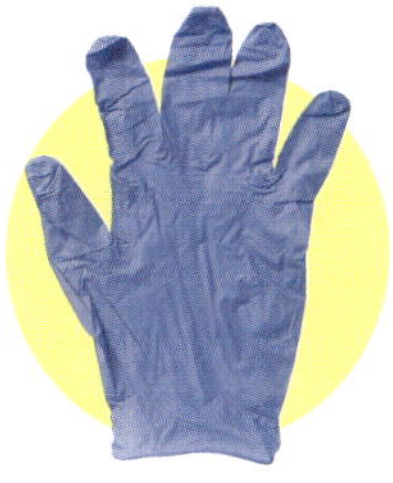
使い捨てゴム手袋

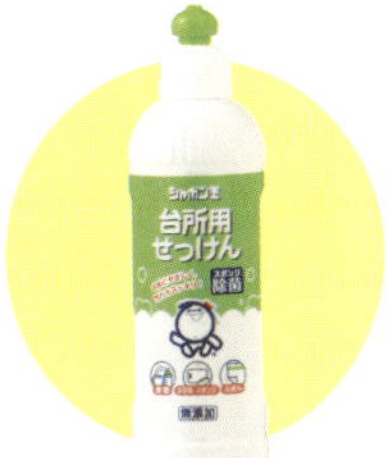
台所用
せっけん
無添加
台所用せっけん
（シャボン玉石けん）

トイレのお作法

用を足す前にゴム手袋を装着！キュッキュッと拭いていつも清潔

朝トイレに入ったら、まず最初に、利き手に使い捨てのゴム手袋をはめてから用を足す、ということを習慣にしてください。用を足したあと、手にはめたゴム手袋を捨てられますか？　ケチなあなたにはもったいなくて捨てられないでしょう。

私もそう思います。だからこそ手袋を捨てる前に、便器をキレイに拭きたくなります。終わったらゴム手袋をポイとゴミ箱へ。

便器には溝が多く、ブラシでは届かない場所に汚れや赤カビがたまります。その点、手の場合は細かいところにも力が入るので、すみずみまで掃除できるのです。

これを作法にすると汚れのこびりつきはなくなり、サッとひと拭きでキレイになります。ゴム手袋は１００枚入りで約３００円、１枚たった3円です。ブラシも専用洗剤も用いずにトイレがピカピカになるのだから、コストパフォーマンスも抜群でしょ。

実践!

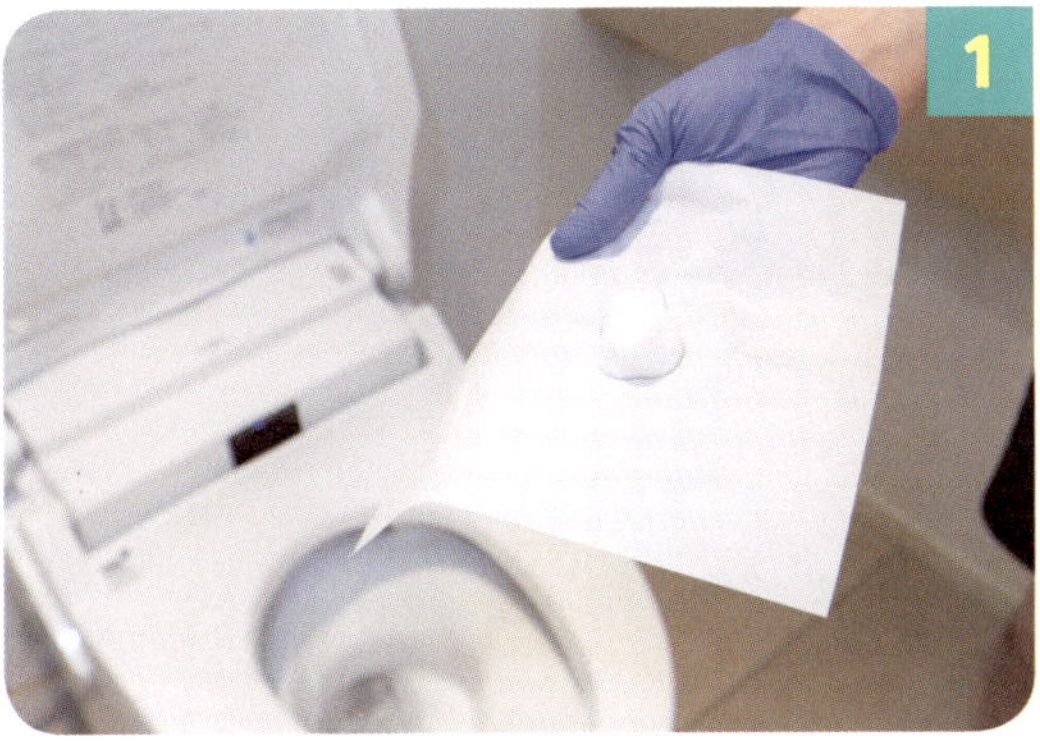

1

用を足したらトイレットペーパーを取り、液体石けんを吹き付ける。

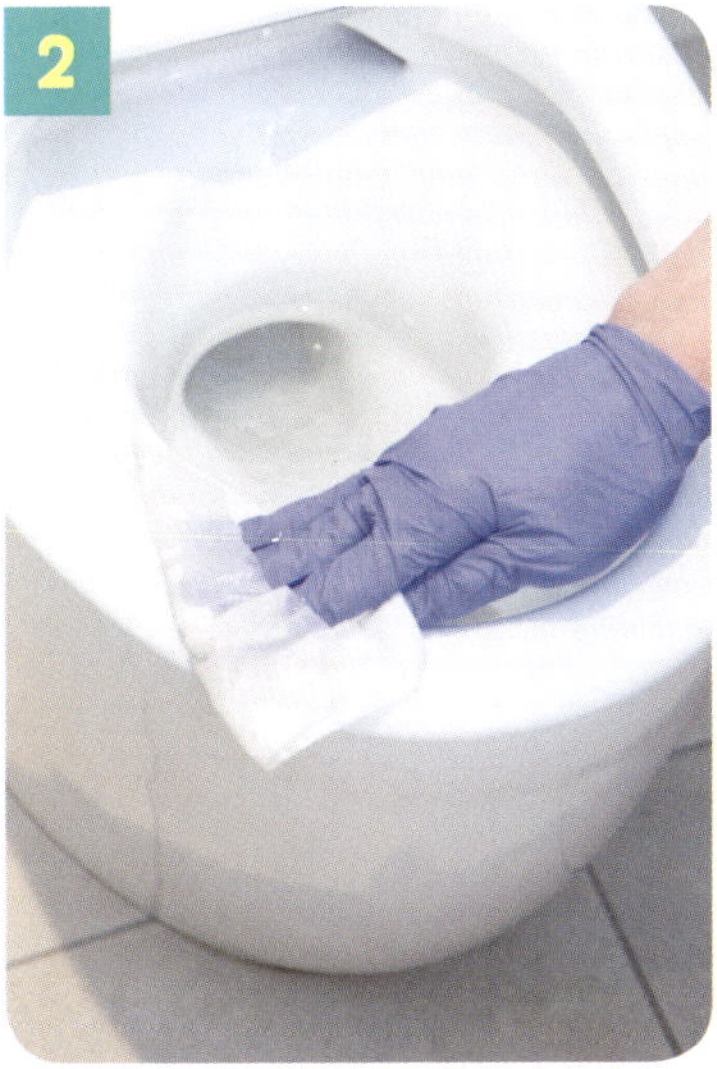

2

便座の裏表、便器の内側外側、周囲も拭く。終わったら手袋はゴミ箱へ。

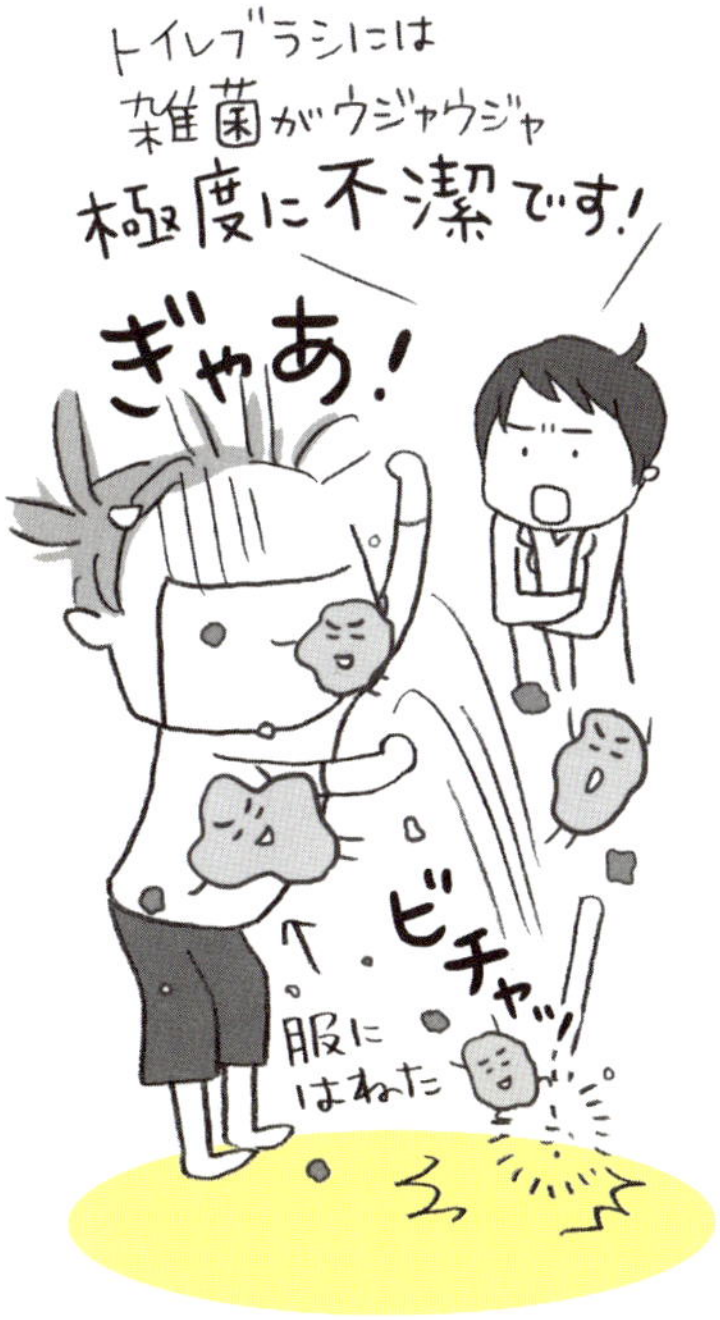
トイレブラシには
雑菌がウジャウジャ
極度に不潔です!
ぎゃあ!
ビチャッ
服にはねた

浴室のお作法

入浴ついでにお風呂掃除 洗面所のお掃除も！

浴室は水気が多く、汚れやカビがたまりやすい場所です。気づきにくいのですが、体のアカや石けんカスは壁や天井まで飛び散って、放っておくと水アカやカビが増殖します。

しかもそれらが一度ついてしまったら、塩素系の強い合成洗剤を使ってもなかなか落ちません。そうなると、マスクと浴室用ブーツのフル装備で、まさに戦闘モードの大掃除になってしまい、大変な労力を要するでしょう。

大掛かりで面倒な掃除は、誰だってイヤです。一度そんな経験をすると、脳は浴室の汚れを見て見ぬふりをしてしまうでしょう。

そこで大切なのは、入浴から浴室の掃除までを作法にして流れを作ってしまうこと。「いつも自然とそうする」という一連の流れを身につけることで、体も浴室も清潔に保つことができます。

汚れをためない入浴～掃除法

私の入浴法では、シャワーはほとんど使いません。シャワーは1分間に6リットルもの水を消費します。15分間も流しっぱなしにしたら、90リットルになります。しかもシャワーの水しぶきは風呂場中の壁を濡らします。これを拭くのは大変です。

ビジネスホテルではバス・トイレが一体となっていて、浴槽の中で体を洗います。同じように我が家でも、浴槽に半分くらいお湯をためて、その中で石けんを使って髪や体を洗います。シャンプーやボディソープは合成洗剤なので使いません。

お湯を抜くときに石けんを付けたスポンジで浴槽を洗います。この入浴法なら、シャワーを使うときに比べてお湯が半量ですみますし、家族と同居の場合は、一人ひとりが新しいお湯につかれるので、みんなが気持ちいいんです。

仕上げに体を拭いたバスタオルで浴槽、浴室の壁や床、そして鏡の水滴を拭き上げたら、掃除も完璧です。同じバスタオルを数日使う人がいますが、これはとても不衛生ですから、毎日洗濯すると決め、そのかわり浴室と洗面所をキレイに拭きましょう。

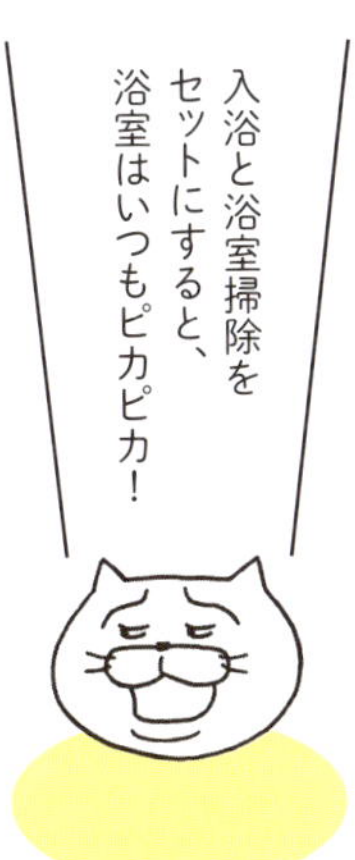
入浴と浴室掃除を
セットにすると、
浴室はいつもピカピカ！

実践！

入浴〜浴室の掃除

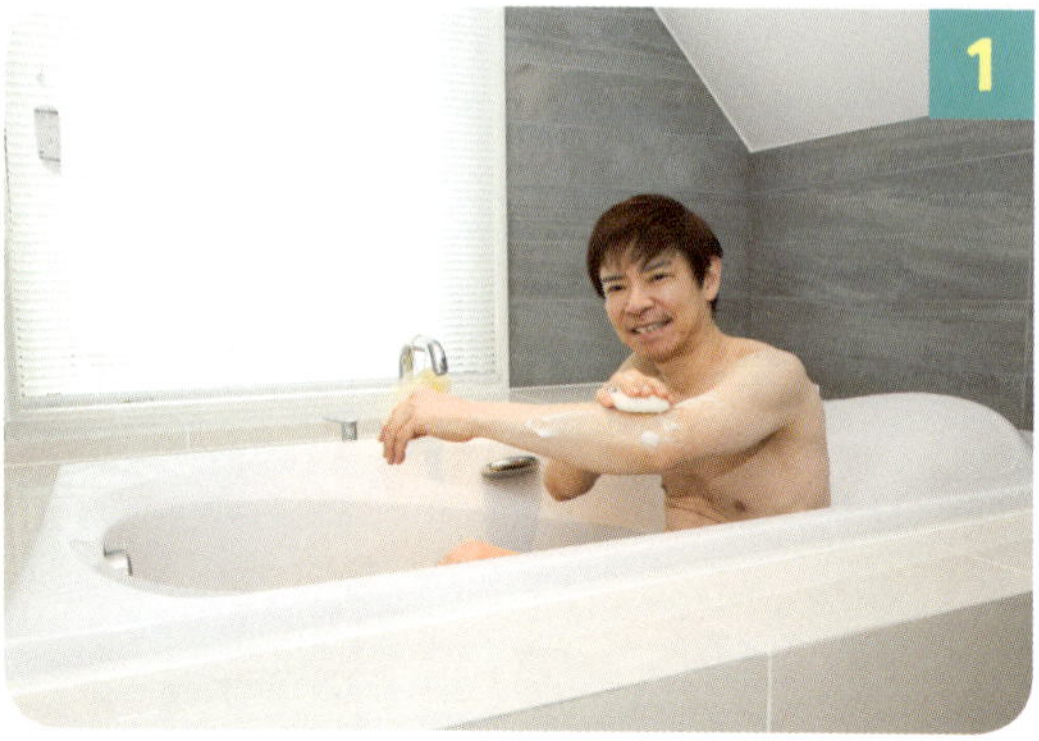

浴槽に半分ほどのお湯をためてつかり、体を温める。石けんで肌をやさしくなでて浴槽の中で体を洗う。

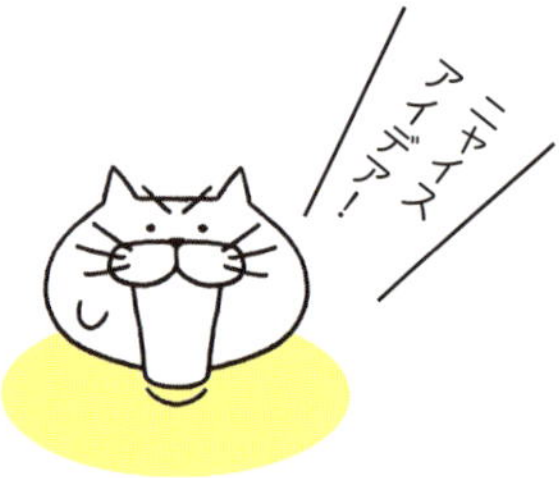

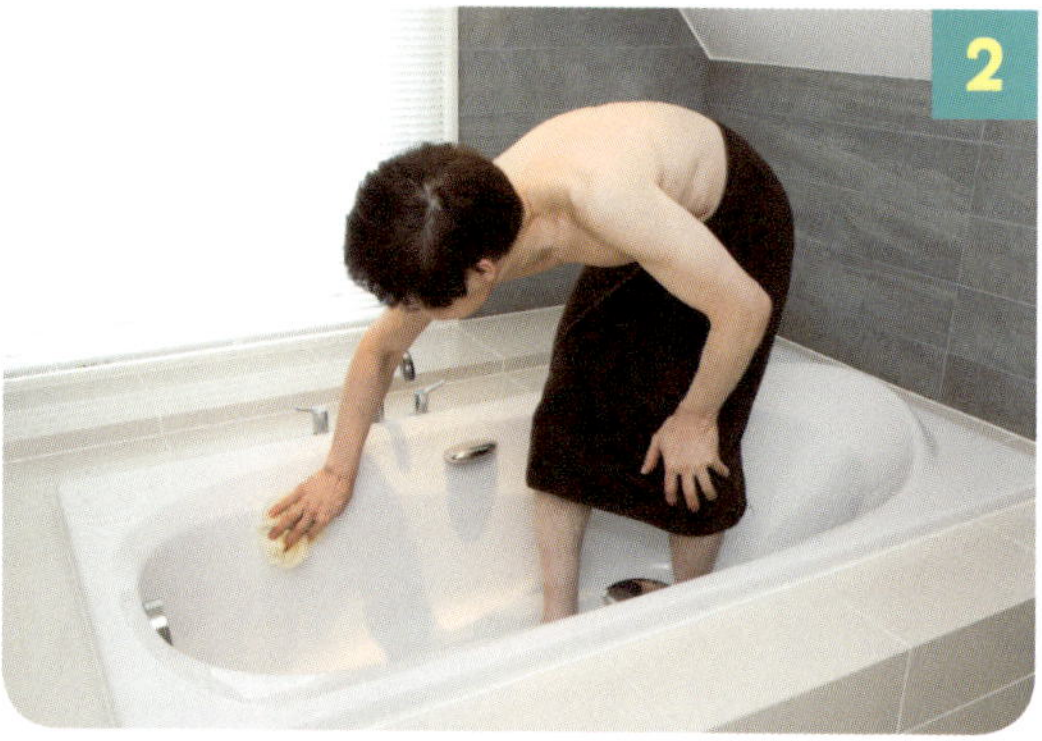

ナイロンスポンジに石けんを泡立てて、お湯を抜きながら浴槽を洗う。

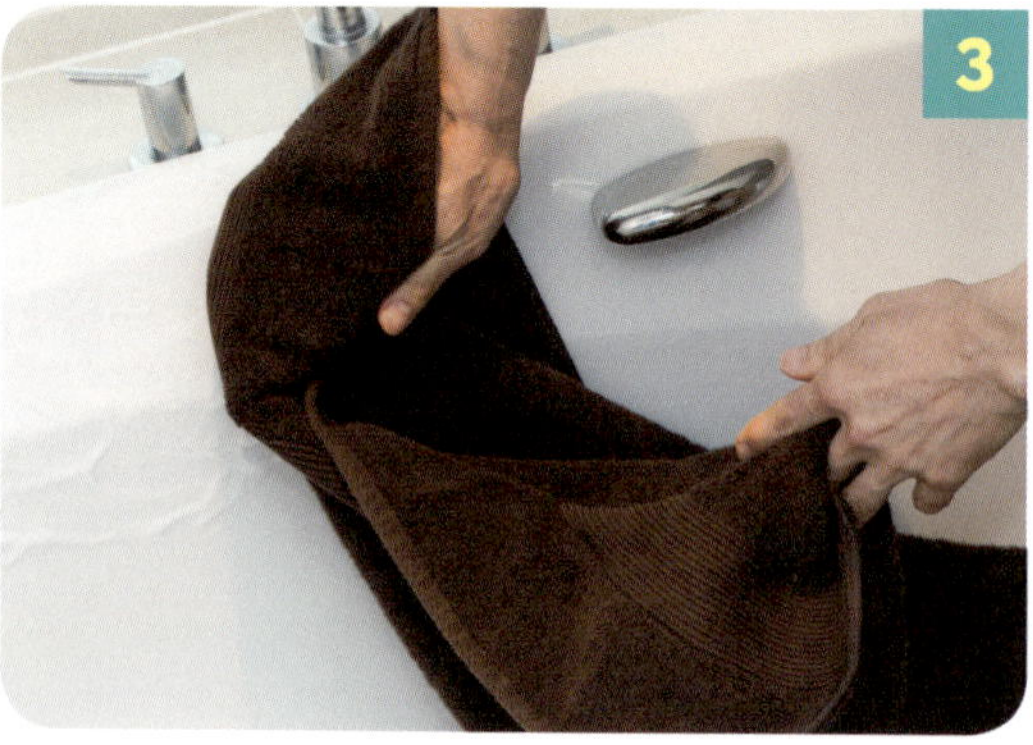

体を拭いたら、同じバスタオルで浴槽の水気を拭き取る。

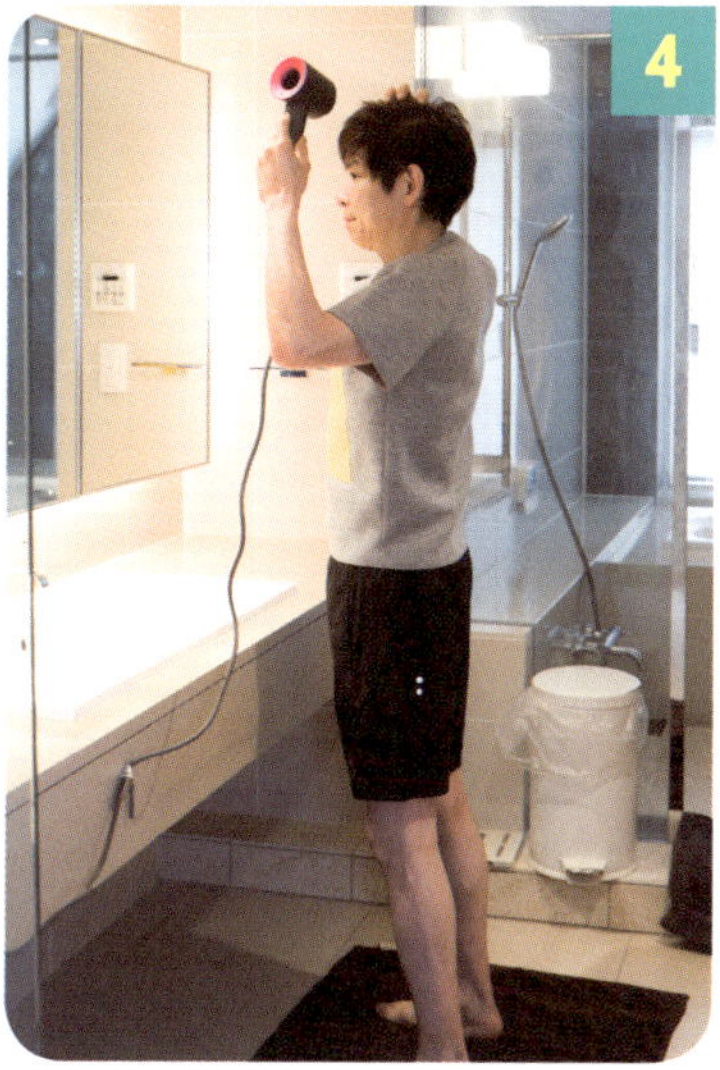

脱衣所の前にバスタオルを敷き、ドライヤーで髪を乾かす。

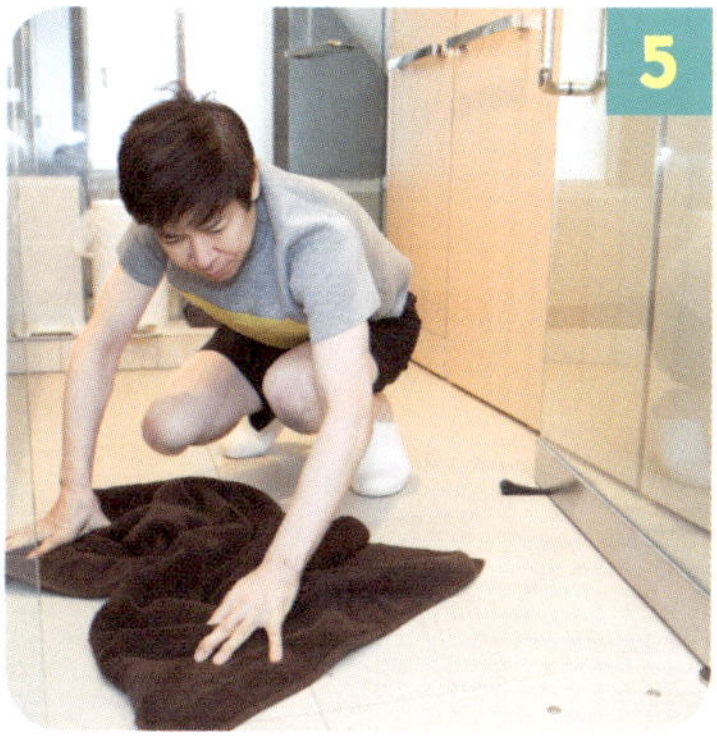

仕上げに、床に落ちた髪の毛やホコリを拭き上げて、バスタオルを洗濯機へ。そのとき、バスタオルで洗濯槽のパッキンもひと拭きする。

バスタオルの仕事

1 体を拭く
2 浴槽を拭く
3 ドライヤー時、床に敷く
4 洗面所の床を拭く
5 洗濯機のパッキンを拭く

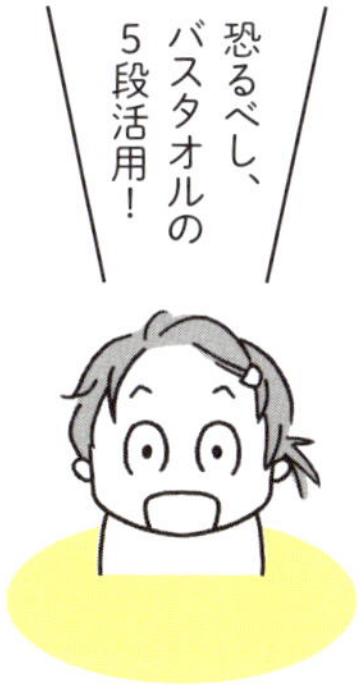

タオルもパジャマも毎日洗濯！常に洗いたてに身を包む

私は毎日洗濯します。衣類やタオル、ふきん、シーツなど、すべて一緒に洗います。

「ふきんも下着も一緒に洗うなんて気持ち悪い〜」と思う人もいるでしょうが、洗濯の際は洗剤が汚れを包み込むため、分解された汚れがほかのものに再付着することはありません。

「浄・不浄」の概念で洗濯物を分けていると作業が増えて大変です。それよりも、一緒にじゃんじゃん洗って、常に洗いたての清潔なものを使うほうが、よっぽど気持ちいいのです。

前のページでもご紹介したように、タオルを洗濯機に入れるときは、パッキンの裏側を必ず拭きます。そして、洗濯する前には、乾燥フィルター、排水フィルターもチェックし、毎回手入れします。これを作法にすることで、洗濯機は清潔に保たれるので、洗濯槽がカビたり、ニオイを発したりすることはありません。洗濯機も長持ちしますよ。

実践！

洗濯前に要チェック！

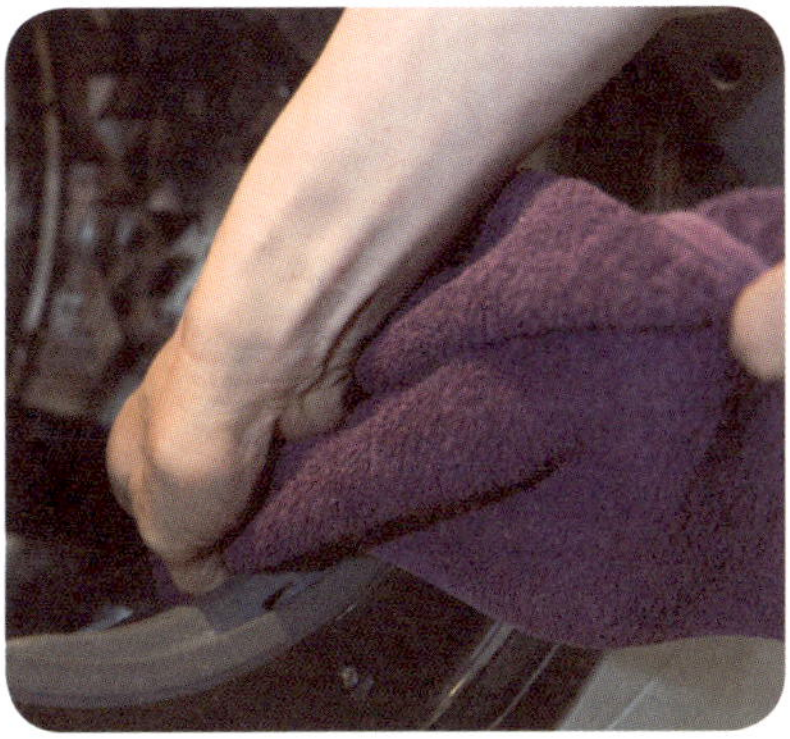

洗濯槽のパッキン

タオル類を洗濯機に入れるとき、洗濯槽のパッキンの裏側に残った水滴やこびりついた汚れを拭くこと。これを作法にしておくと、洗濯槽のカビ予防になる。

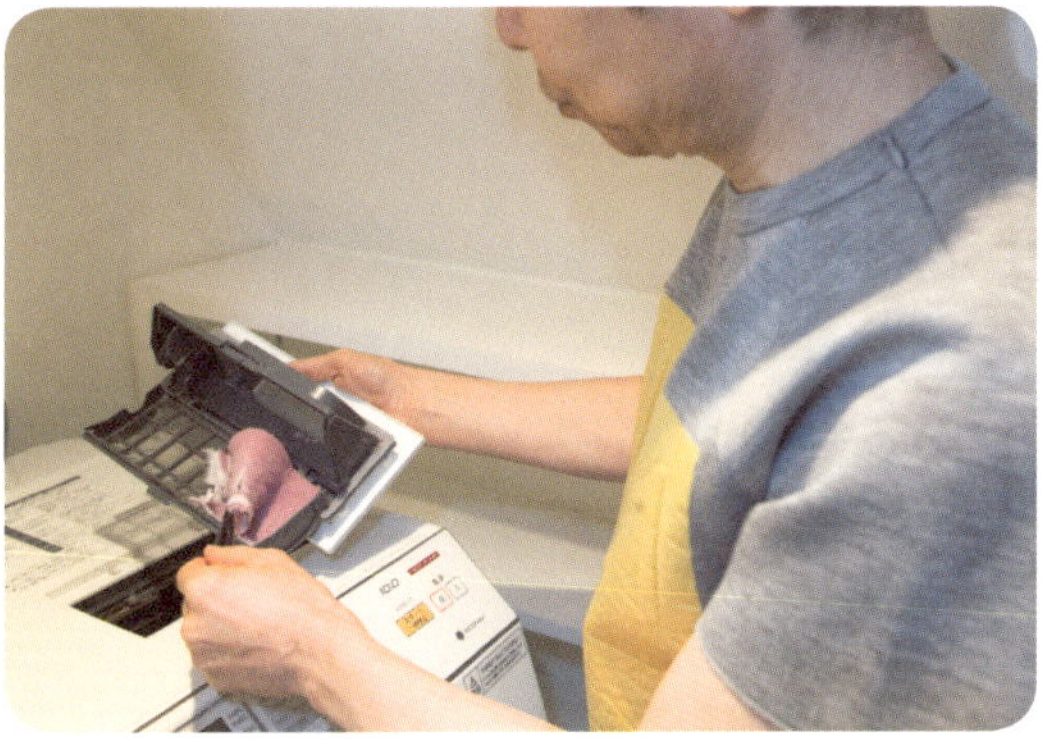

乾燥フィルター

洗濯機を使う前に、乾燥フィルターにたまった綿ボコリがフェルト状に固まっていたら、使い終わった歯ブラシの先で引っ掛けてゴミ箱へ。

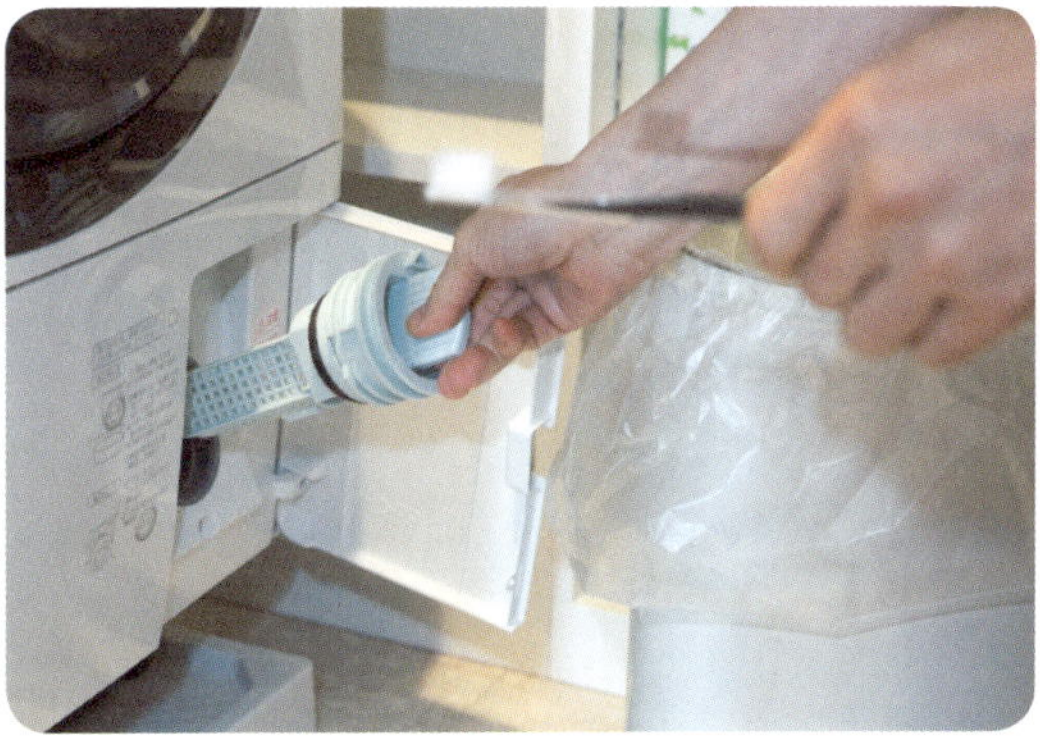

排水フィルター

排水フィルターも洗濯前に点検。水が残っている場合もあるのでゴミ箱をフィルターの近くに持っていき、その上で歯ブラシを使って汚れを落とす。汚れがひどい場合は洗面所で洗おう。

調理台や調理道具、食器類は食べ物と同じくらい清潔に

キッチンまわりも、カビや油汚れでヌルヌルになる場所です。水切りカゴも、よく見ると石けんかすで汚れていま す。シンクのごみ取りカゴやその奥の逆流防止弁なんか、触りたくないですよね。

しかし、新築のときはピカピカだったのです。日々の行いの積み重ねが、今の汚れをつくったのです。

私の行きつけの寿司屋では、職人さんが1枚のふきんをいつもゆすいで絞って、まな板や包丁やショーケースやシンクを、常に拭いています。私は、洗い物とは水で流すことだと思っていましたが、汚れが残らないように水気を拭き取ることなのだと気づきました。

そこで私は、家で食事をしたあとは、調理台やシンクまわりの汚れを、液体石けんをつけたスポンジでこすって、最後にふきんで水気を完全に拭き取っています。

私たちは食べることで命を維持しているのですから、調理台や調理道具は食器と同様に扱い、常に掃除しましょう。

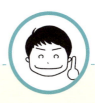

石けんと呼べるのは純石けんだけ

あなたの家には何種類の洗剤がありますか？　食器用、風呂用、トイレ用、衣服用……でも容器の裏側の成分表には「アルキルエーテル硫酸エステルナトリウム」と書いてありませんか？　また聞いたことのないカタカナの成分が山ほど入っていませんか？　それって毒です。嘘だと思ったら金魚鉢に数滴垂らしてみてください。金魚死にますから。

洗剤は生活排水となって川や海に流れますが、合成洗剤に含まれる化学物質の多くはすぐには分解されず、川底や海の底に沈殿し、水生生物の生態系を壊します。そして私たちは汚染された川や海で獲れた水産物を口にするのです。

これは大変な悪循環です。そして驚くべきことは、健康的なイメージのシャンプーやハンドソープ、フェイシャルソープ、ボディーソープにも、これと同じ成分が入っているのです。名前を変えて「ラウレス硫酸ナトリウム」。これも毒です。

毒でないのは純石けんだけ。石けんはネズミに食われることがあります。ねずみは石けんなら安全なことを知っているのですね。

実践!

料理～後片付け

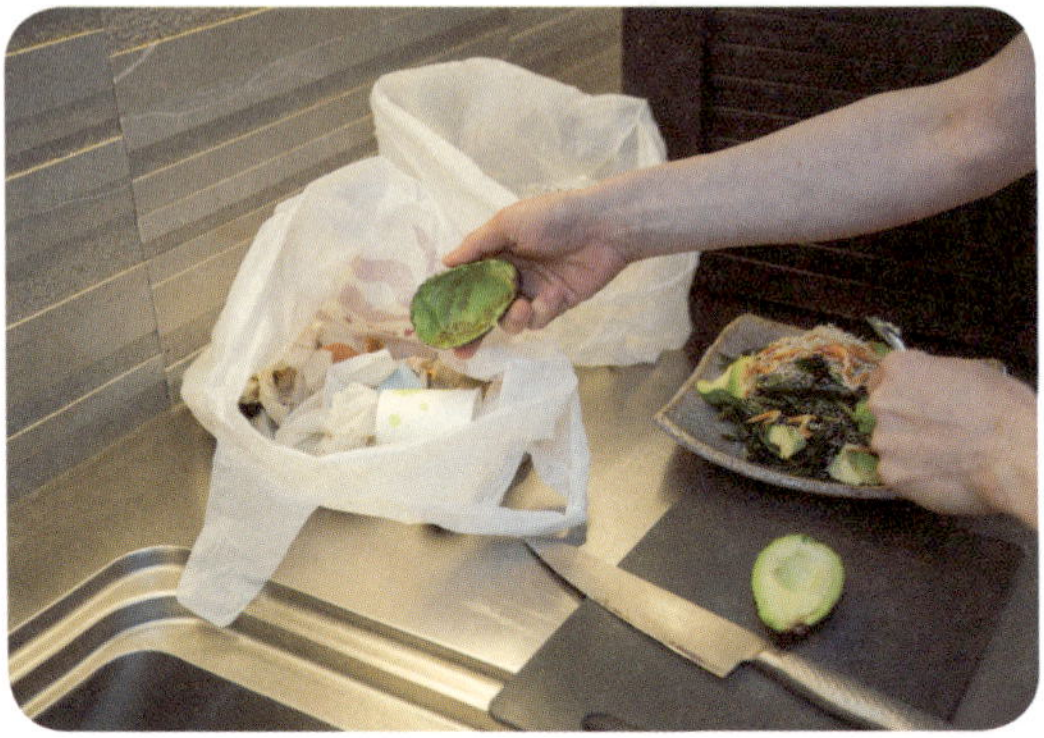

◀料理中

まな板の前にスーパーの袋を2つ開いておき、料理のときに出るゴミを分別をしながら入れていく。料理が終わったら開口部を縛ってゴミ箱へ。

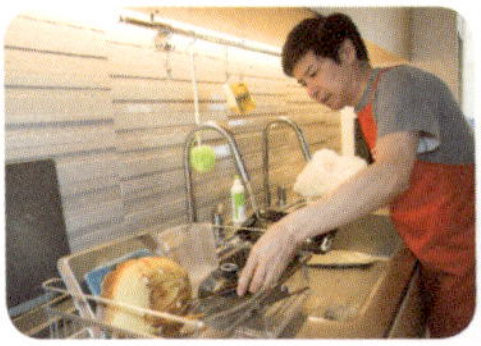

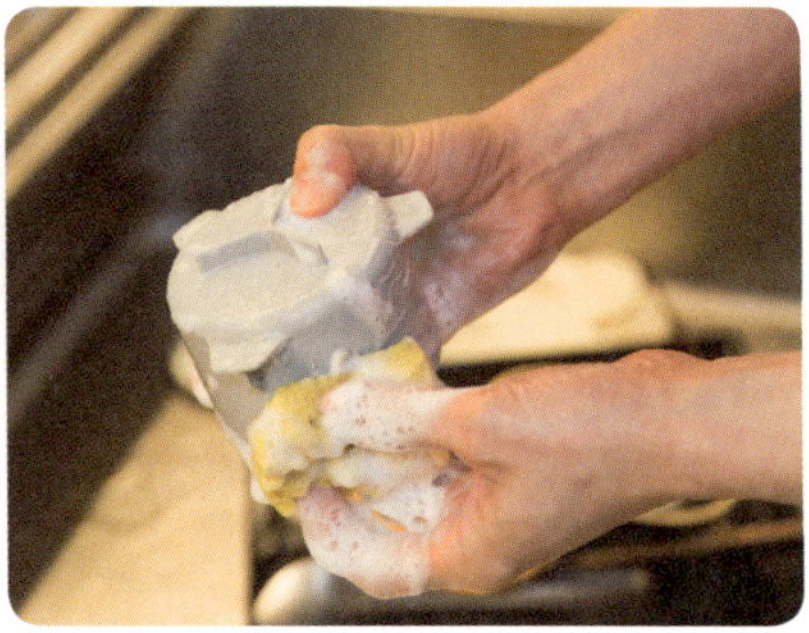

食器洗い▶

スポンジに液体石けんを付けて食器を洗ったら、ふきんで水気を取る。そのスポンジでシンクのごみ取りカゴや逆流防止弁も洗う。

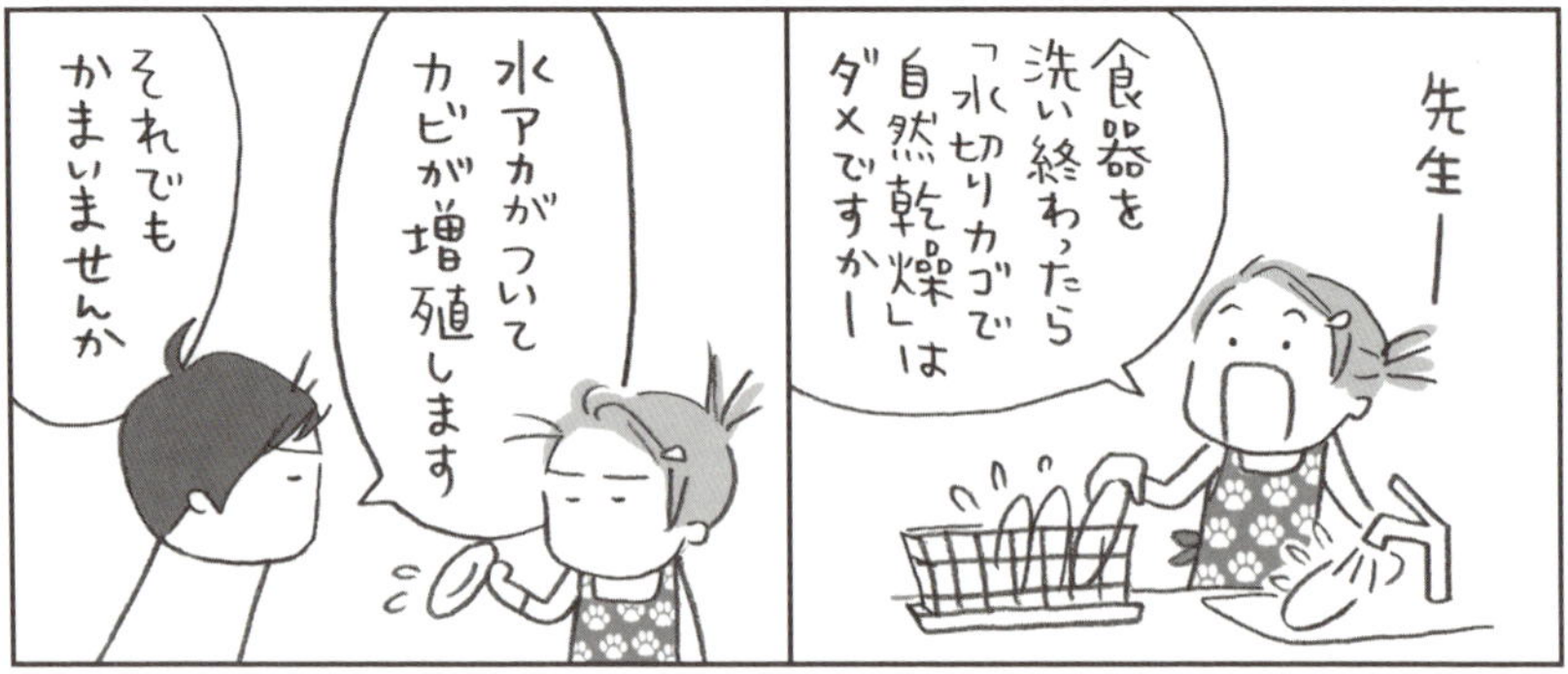
先生ー
食器を洗い終わったら「水切りカゴで自然乾燥」はダメですかー
水アカがついてカビが増殖します
それでもかまいませんか

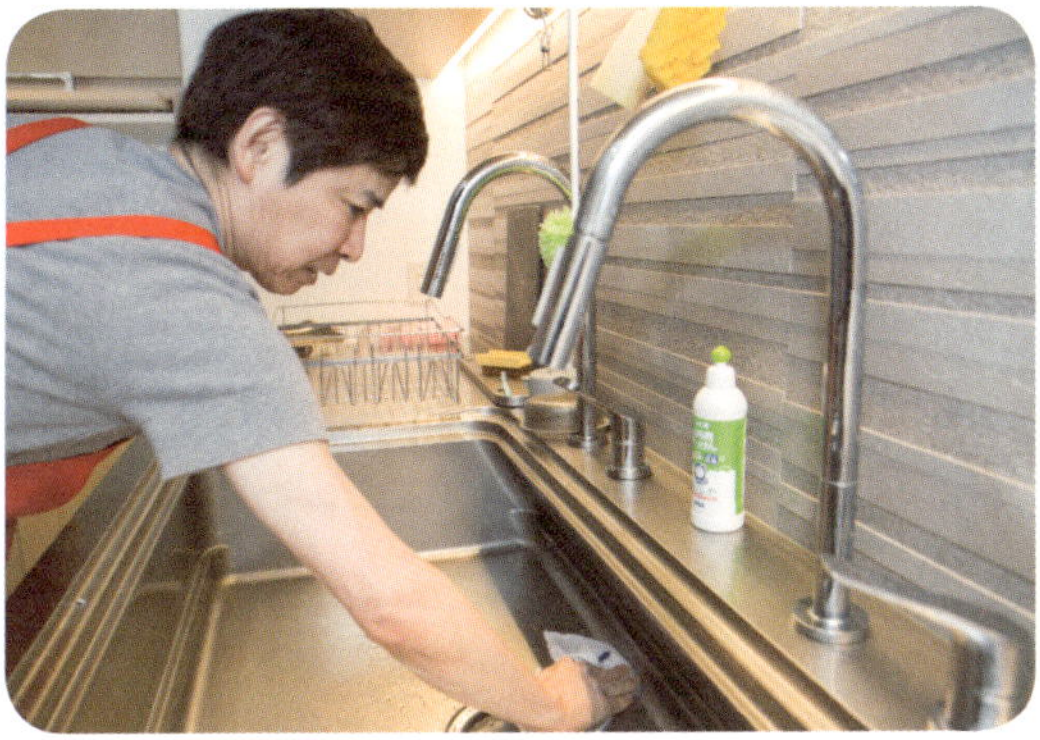

◀後片付けの仕上げ

食器を洗ったあとのシンクをそのままにしておくと、石けんカスがこびりついて取れなくなるため、水気が残らないようにふきんで拭き上げる。

▼ダイニング

テーブルは食器洗いのスポンジで油汚れを取り除いたあと、先ほどのふきんで拭く。イスをテーブルに上げて床もそのふきんで拭く。

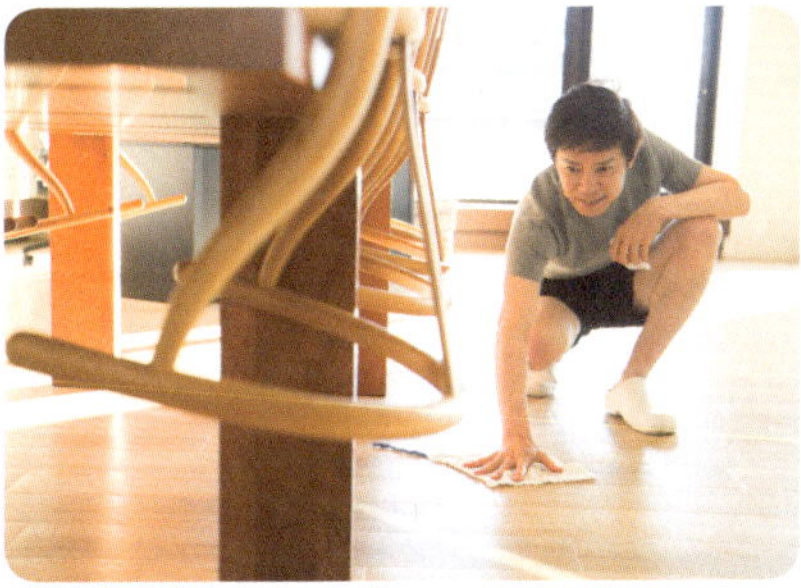

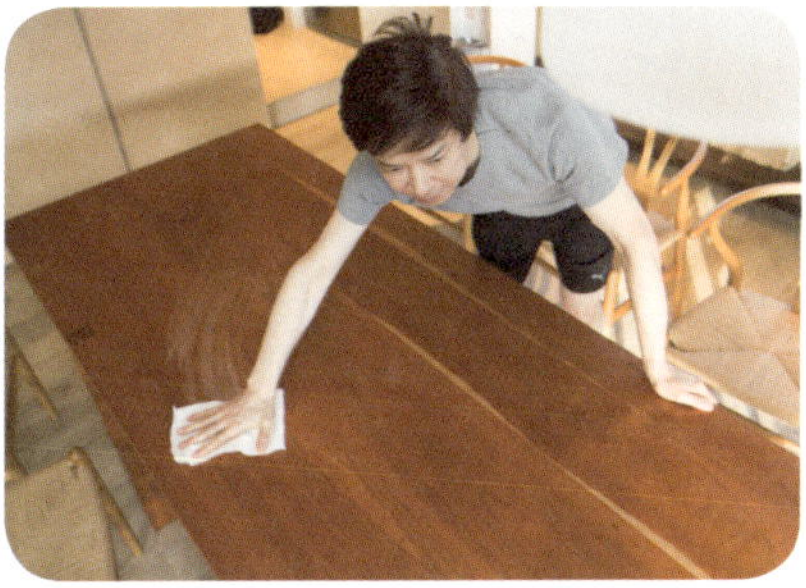

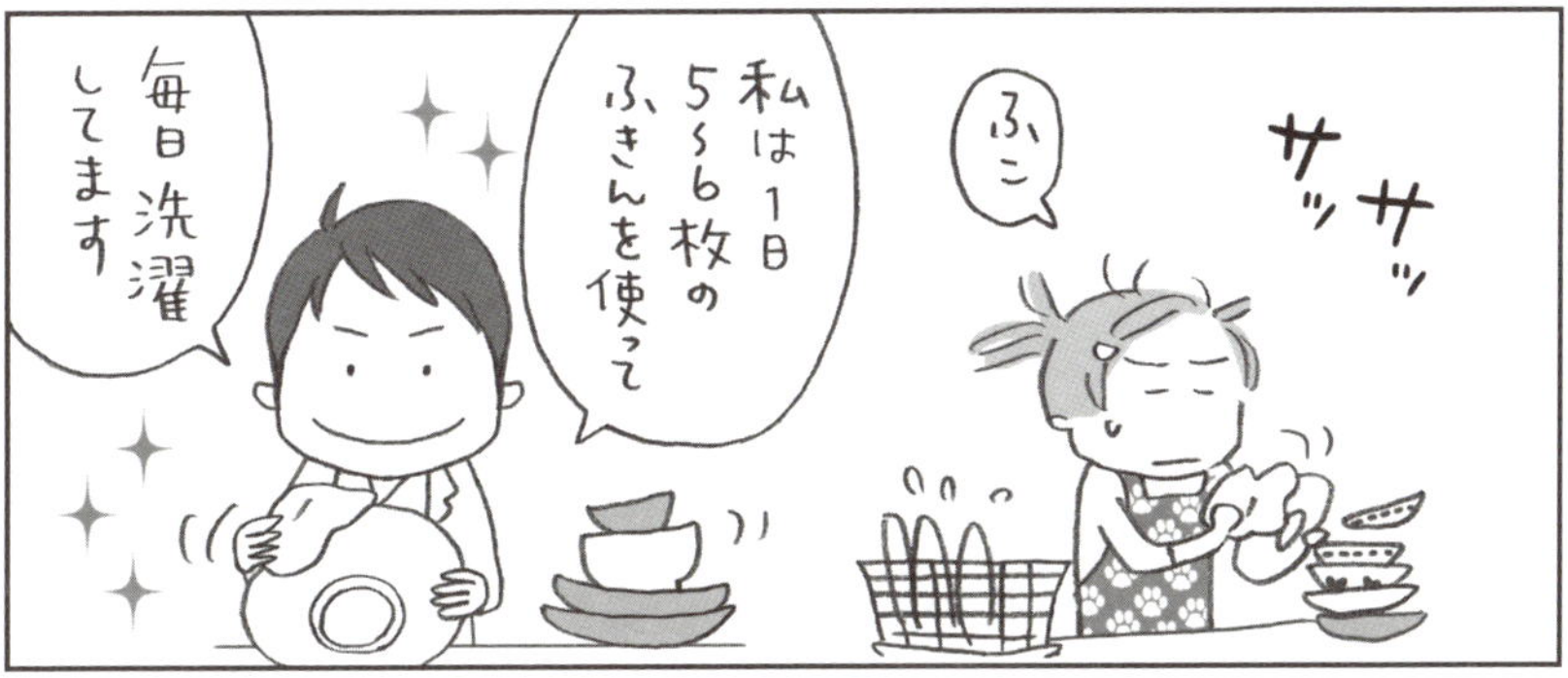
サッサッ
ふこ
私は1日5〜6枚のふきんを使って
毎日洗濯してます

窓と床、大きな面の拭き掃除で四十肩・五十肩の解消

窓や床は家の中でもっとも面積の広い場所。それだけにホコリや汚れがたまると、家全体がすすけたようにぼんやりしてしまいますので、せめて週に1度は拭き掃除をしましょう。

床掃除・窓掃除は全身運動ですから、高価な健康器具やスポーツジムよりよっぽど身近で経済的なエクササイズになります。肩こりの予防・解消にも役立つので一石二鳥。四十肩・五十肩に悩む人は、手を大きく伸ばして窓掃除、四つん這いになって床掃除をおすすめします。

床掃除は、途中で疲れて最後まで続かないことがよくあります。そんなときも最後まで掃除できるコツをお教えしましょう。

最初に家中のフローリングに液体石けんをまいてしまって、「イヤでも最後まで拭き終えねばならない状況」をつくってしまうのです。

実践！

窓掃除

軍手をはめて、液体石けんを窓全体にふりかけ、乾いたタオルで拭く。

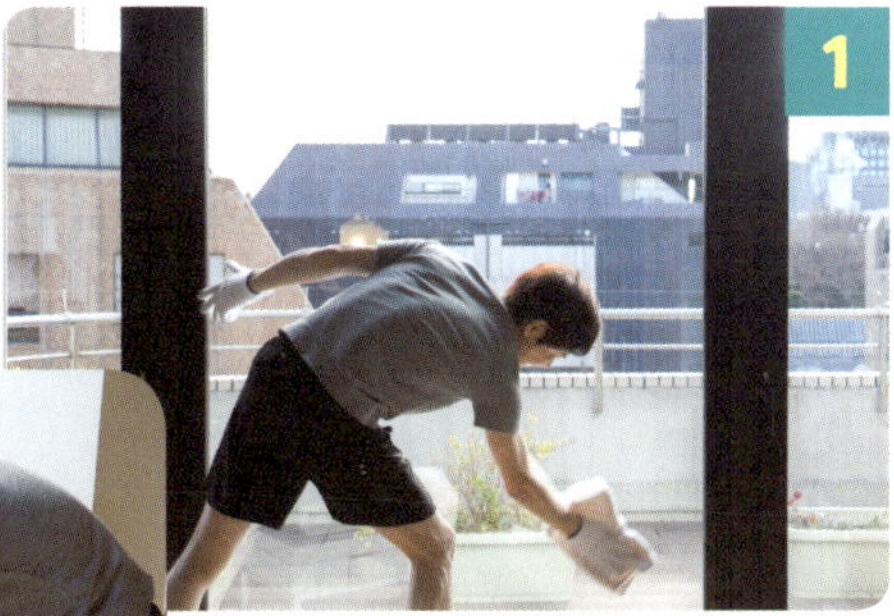

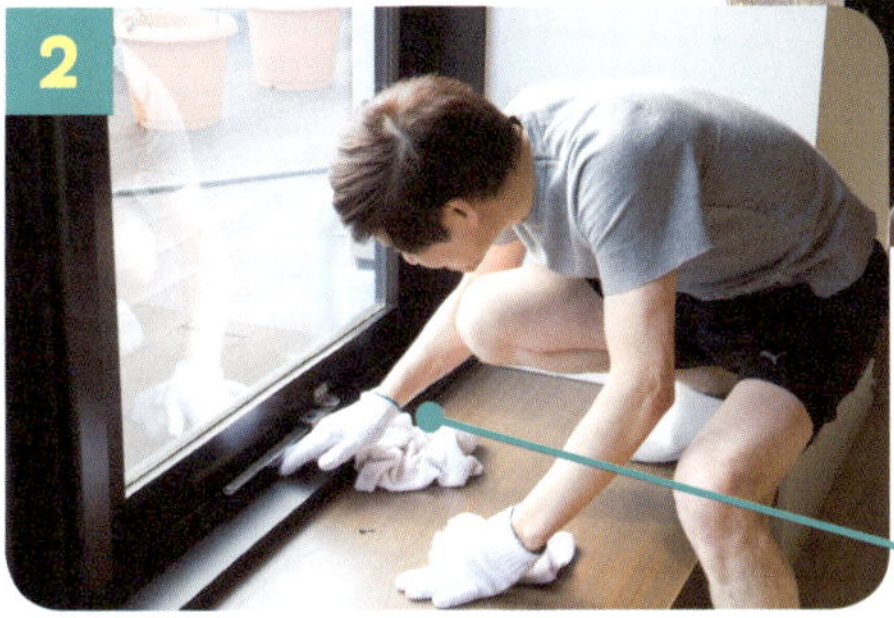

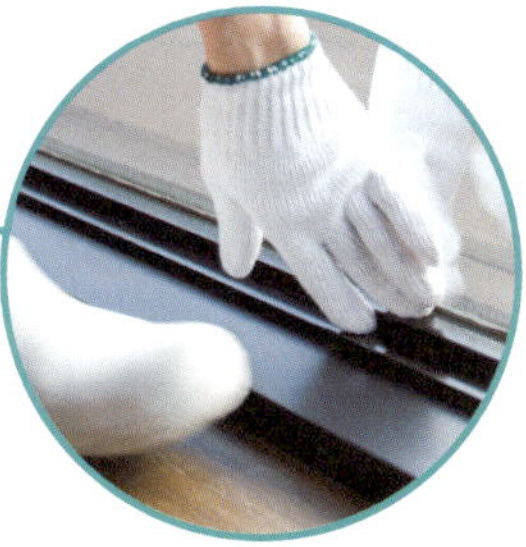

サッシのレールにたまった汚れやホコリは、軍手をしたまま指を入れてスーッと滑らせて拭く。

床掃除

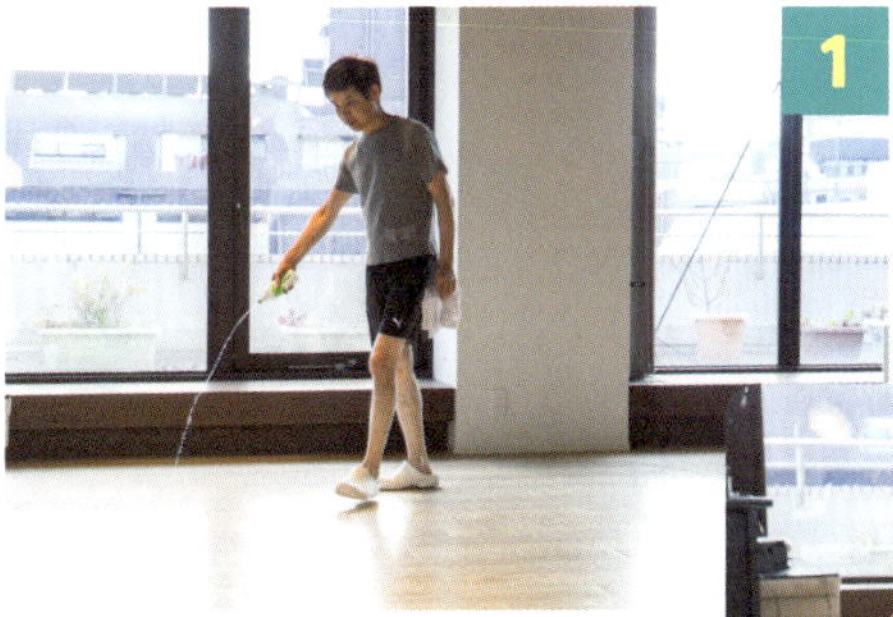

床全体に直接、液体石けんをふりかける。

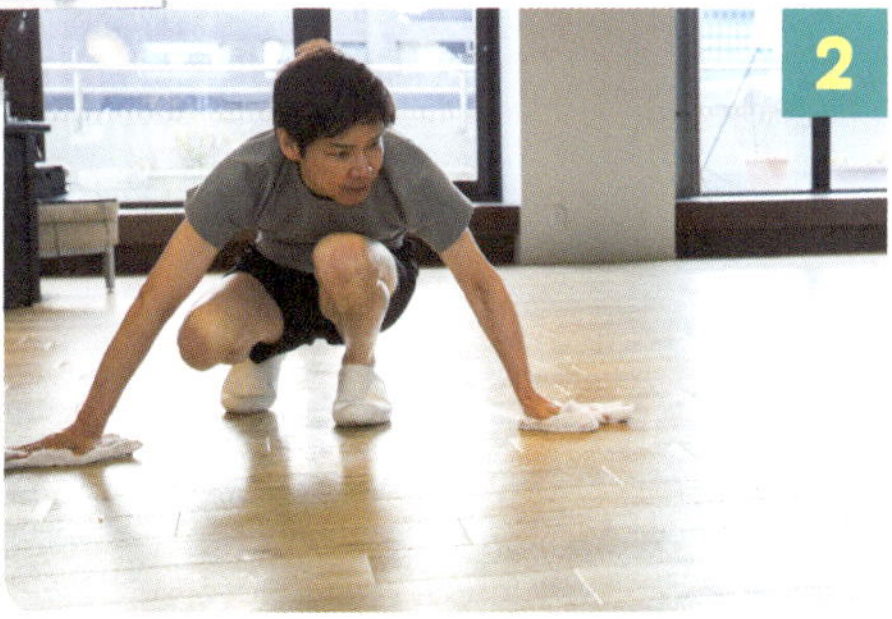

両手に濡れタオルを持って、四つん這いになって拭く。

靴磨きのお作法

ゴム手袋と軍手を使って細かいところを指磨き

「足下を見られる」という言葉があるように、人は履き物を見て、その人物を判断します。どんなにおしゃれをしても、靴が汚れていてはだいなしです。いつか磨こうと後回しにするほど汚れた靴がたまってきて、靴磨きが大変になります。

ゴミが落ちていたらすぐに拾いますよね。それと同じように靴の汚れが目についたら、すぐその場で磨きましょう。南雲式なら、ものの1分で磨けるのですから。

ゴム手袋や軍手があれば靴磨きはかんたんです。利き手に使い捨てゴム手袋をして、人差し指に靴墨を付けます。もう一方の手を靴に入れ、ゴム手袋の指先で靴墨をなじませます。靴紐の穴や足の甲部分にできたシワなど細かいところまで指を使って磨くことができます。

最後に軍手をはめて、手のひら全体で拭き上げればでき上がり。使った軍手は衣服と一緒に洗濯しても、衣服に靴墨は付きません。

実践！

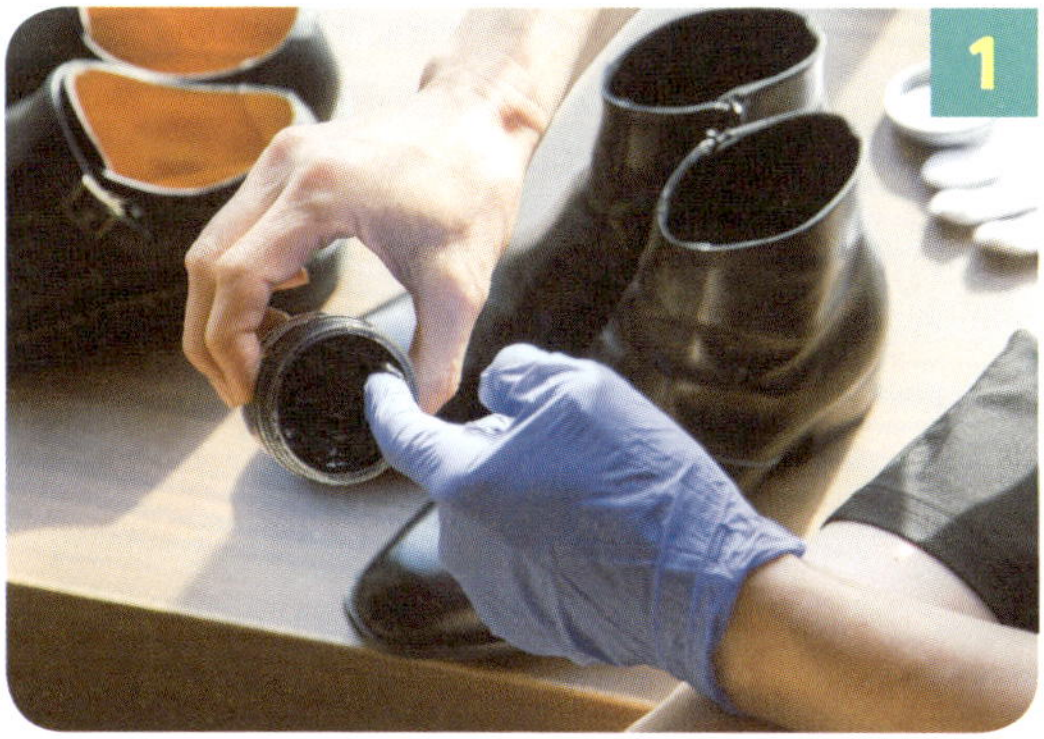

1 利き手にゴム手袋をして、指先で取り靴墨をなじませる。

2 ゴム手袋から軍手に変え、手のひら全体で靴を拭き上げる。終わったら軍手を洗濯機へ。

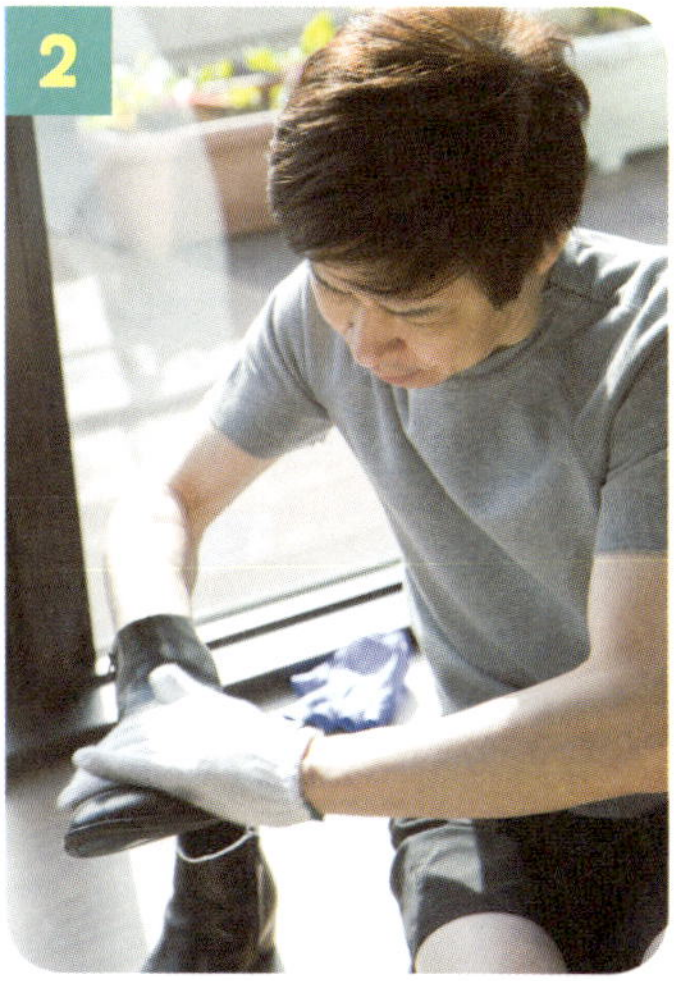

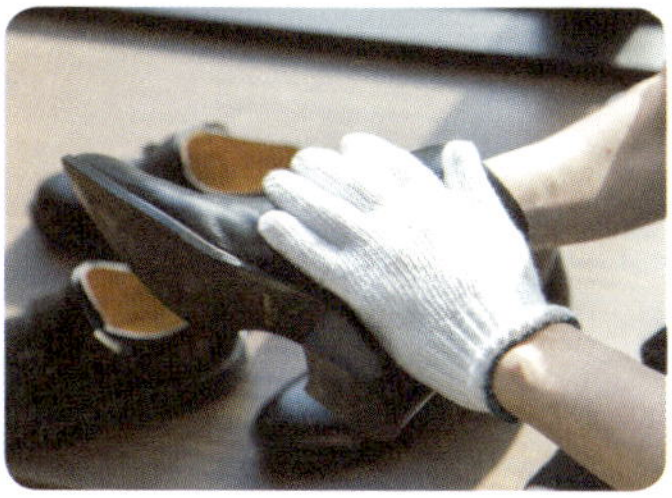

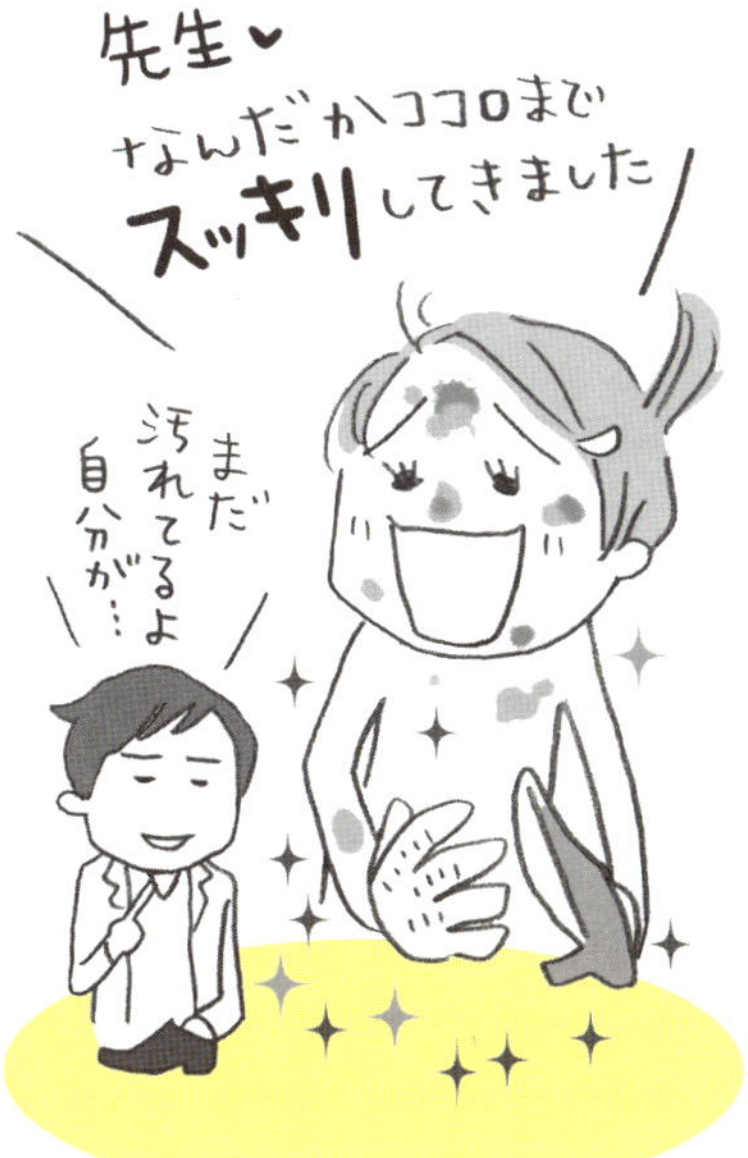

先生
なんだかココロまでスッキリしてきました
まだ汚れてるよ自分が…

まち掃除のお作法

クリーンウォーキングで社会貢献しながらスタイルアップ

地方出張に行かない日は、時間を見つけて自宅近所をウォーキングしています。ただ歩くだけではありませんよ。右手にトング（火ばさみ）、左手にビニール袋を持って、ゴミを拾いながら歩く「クリーンウォーキング」です。

これは社会貢献しながら健康になれる有酸素運動。ただ歩くだけよりずっとやりがいと充実感を得られます。歩道や植え込みの中などにあきれるほどゴミが落ちていることに驚き、腹立ちさえ覚えるかもしれませんが、そうやって世の中のことを理解していくのです。同じ思いのウォーキング仲間もできるかもしれませんよ。

ウォーキング人口が４０００万人といわれる中、一人でも多くの人が歩きながらゴミを拾えば、この国がどれだけキレイになることか。健康のためのウォーキングであっても、この地球環境が汚れていれば、どんなに歩いても健康になれないと私は思っています。

実践！

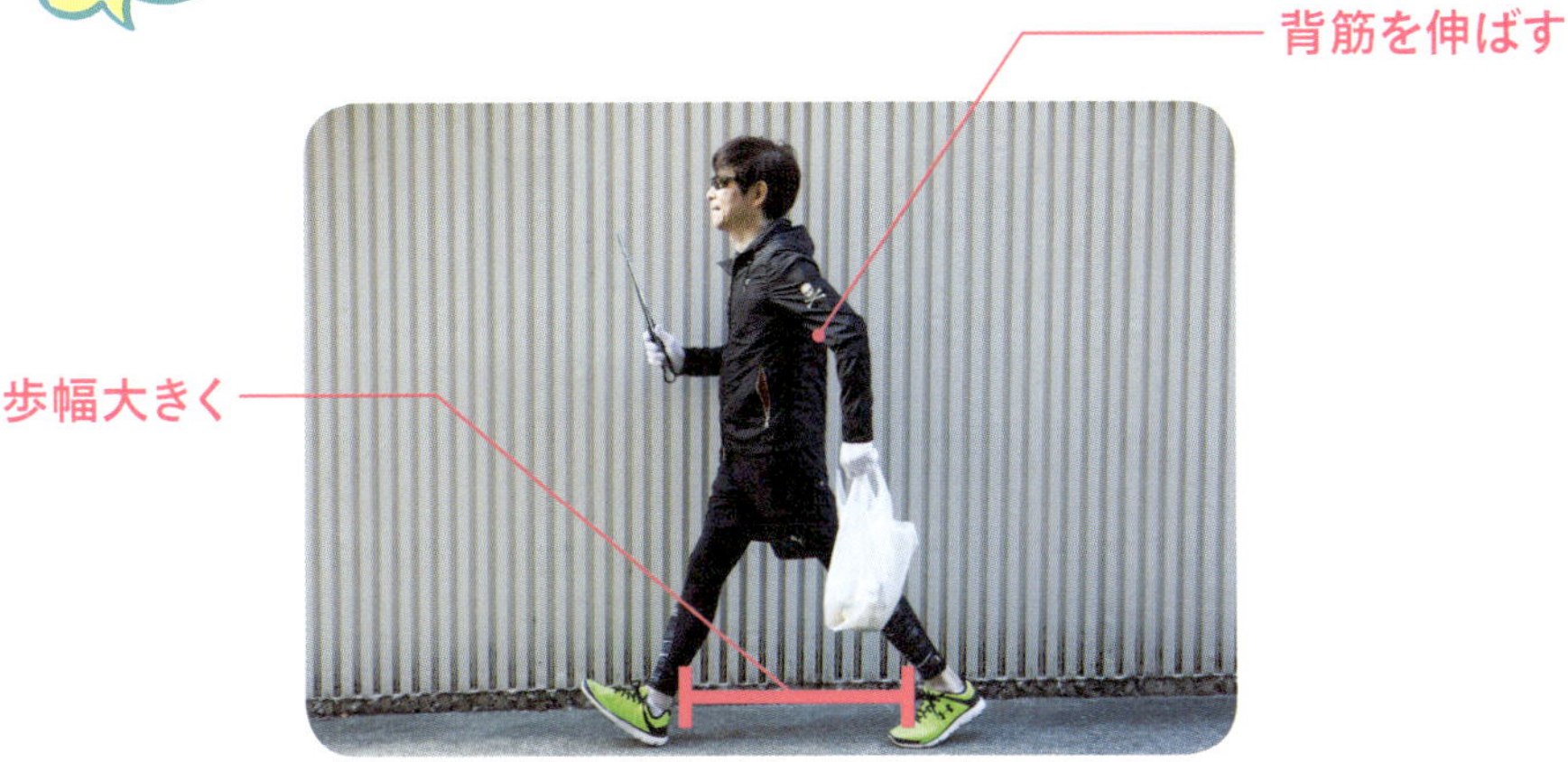
背筋を伸ばす
歩幅大きく

ウォーキング中は「肩甲骨を寄せる」ことを意識し、お腹を引っ込めて最大歩幅で歩く。

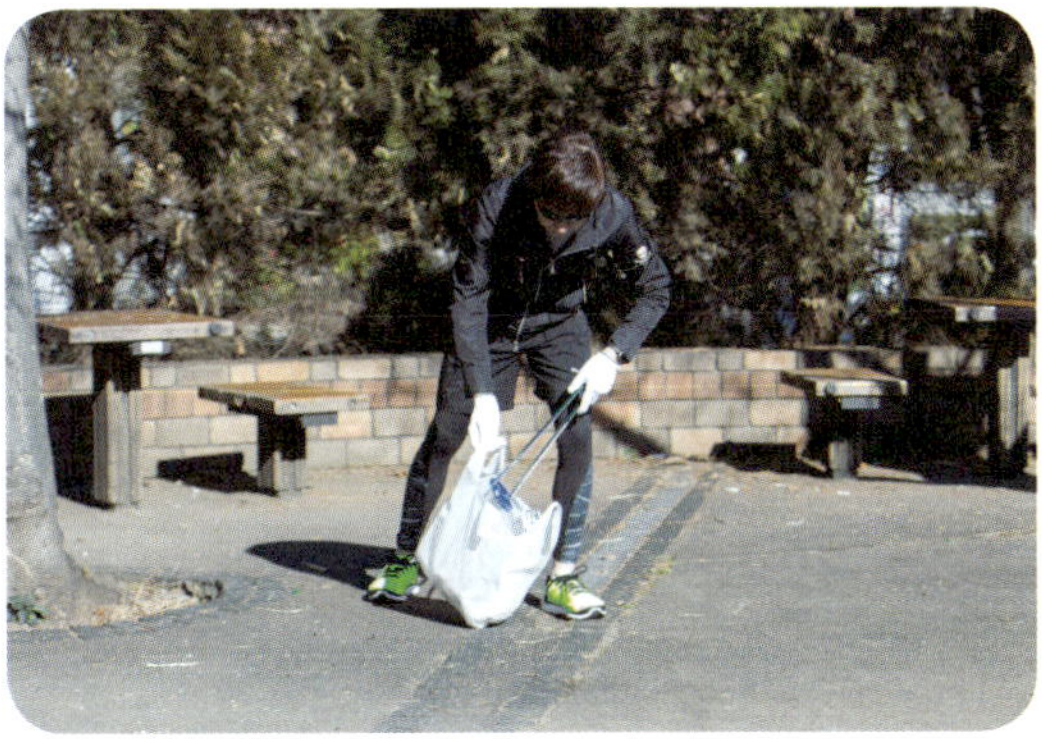

「今日は町内一周」「今日は隣町の公園」というように、範囲を決めてやるといいですね。

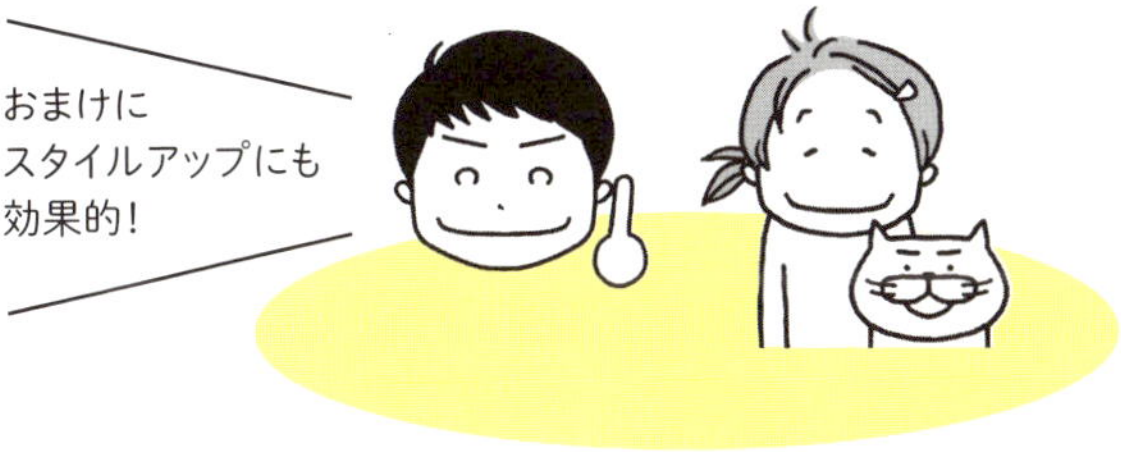
おまけに
スタイルアップにも
効果的！

お悩み解消
コラム

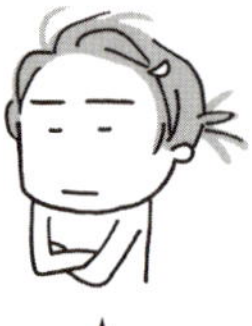

シミを絶対避けたい！

過剰な日焼け対策はシミをつくる

テレビや雑誌の広告では、「美肌になりたい」という女性の心理をうまくついて、「紫外線は女性の敵」「シミを防ぐためにUVカットしましょう」と呼びかけています。ウォーキングをしていても、すれ違う女性の中には、帽子、サングラス、長い手袋、スパッツに至るまで黒尽くめで日焼け対策をしている人もいます。

紫外線は老化のもとで、皮膚がんを引き起こすこともあると脅されます。しかし、それは真夏の炎天下で長時間直射日光を浴びたときのことで、外出のときに浴びる程度の紫外線は、私たちの肌にほとんど無害なんです。ある程度は紫外線を浴びなければ、ビタミンDが不足してしまいます。

ビタミンDはカルシウムの吸収を促進し、骨粗しょう症を予防してくれます。また免疫機能を上げ、女性に多い大腸がんや乳がんも防いでくれます。最近ではうつ病にもいいといわれています。

肌にシミをつくるのは、真夏の炎天下のB波紫外線を大量に浴びて水ぶくれになったときです。秋から春にかけてのA波紫外線はシミにならないばかりか、ニキビやアトピーを減らし、肌の健康を保ってくれます。

「シミは老化や紫外線によるもの」ということが当然のように信じられていますが、シミが本当に紫外線のせいであるならば、いちばん紫外線の当たる鼻の頭にシミができているはずです。それがなぜ頬にできるかというとファンデーションと洗顔料を使う部分だからなのです。

ファンデーションには汗落ちしないように、シリコン樹脂が入っています。それを落とすためには、食器洗いの合成洗剤とほぼ同じ成分の洗顔料が必要です。シミはそれによって肌の保護膜が引きはがされた際に生じる「火傷あと」であることがほとんどなのです。

極力ノーメークで、日光を浴びるようにしましょう。

朝の
お作法

朝いちばんに、ピッカピカの鏡で新しい自分と向き合おう

朝起きたばかりのときは、息が生臭く、口の中がネバネバします。これは歯のヤニが原因です。そして目には目ヤニが付いています。

ヤニという字は脂肪の「脂」と書きます。つまりヤニは脂汚れなのです。脂汚れは水では落ちません。

皆さん、ワイシャツの襟の黄ばみ、脂汚れはクリーニングに出しますよね。

クリーニング屋では汚れた衣服を揮発性の油につけて汚れを溶かします。汚れが溶け出したら、衣服をハンガーにかけて揮発性の油を飛ばします。

これがドライクリーニングの原理です。脂汚れは油で溶かして取るのです。

それでは歯と肌と、ついでに洗面所の鏡を一気にピカピカにする方法をお教えしましょう。

朝のお作法1

洗顔前のオイルプリングで口臭予防

［詳しくは60ページへ］

口臭や口の中のネバネバは、歯周病菌が出した脂溶性の粘液。うがいや歯磨きではとれませんので、毎朝のオイルプリング（油を用いた口すすぎ）で除去し、口臭を予防しましょう。

歯磨きをしなくても、オイルプリングをするだけで口内のネバネバはもちろん、歯についた油汚れやタバコのヤニなどによる着色もすっきりとれます。オイルプリングには、いちばん溶けやすいオメガ3の油がおすすめです。

えごま油やアマニ油は酸化しやすいので、冷蔵庫での保存が必要です。サチャインチオイルはオメガ3の油の中ではいちばん酸化しにくいので、洗面所に置きっ放しでも大丈夫です。

手のひらのくぼみが小さじ一杯分5グラムですので、それを2回分口に含みます。5分から10分口をすすいで、最後にゴックンと飲めば、毎日10グラム摂ることができます。

オメガ3の油は炎症を抑えることでアレルギーやがん、糖尿病を予防し、血液をサラサラにすることで心筋梗塞、脳梗塞を予防してくれます。

朝のお作法 2

オイルマッサージで若肌を取り戻す

〔詳しくは61ページへ〕

オイルプリングで手のひらに残ったえごま油は、顔全体にのばしてマッサージに使いましょう。目のまわりなど皮脂のたまりやすい部分を軽くなでながらマッサージすると、目ヤニや毛穴につまった汚れが落ちます。

年をとると毛穴が広がるのは、毛穴に詰まった皮脂が酸化して過酸化脂質となるため。さらに、この過酸化脂質は脂肪酸と反応してノネナールという加齢臭の原因物質をつくり出します。これは毛穴の脂汚れを落とすことで予防できるのです。

えごま油は低温でも固まりにくい油です。抗炎症作用・抗酸化作用もあり、肌の老化予防にもっとも適した油です。毎日のオイルマッサージによって毛穴はしまり、くすみもなくなりますよ。

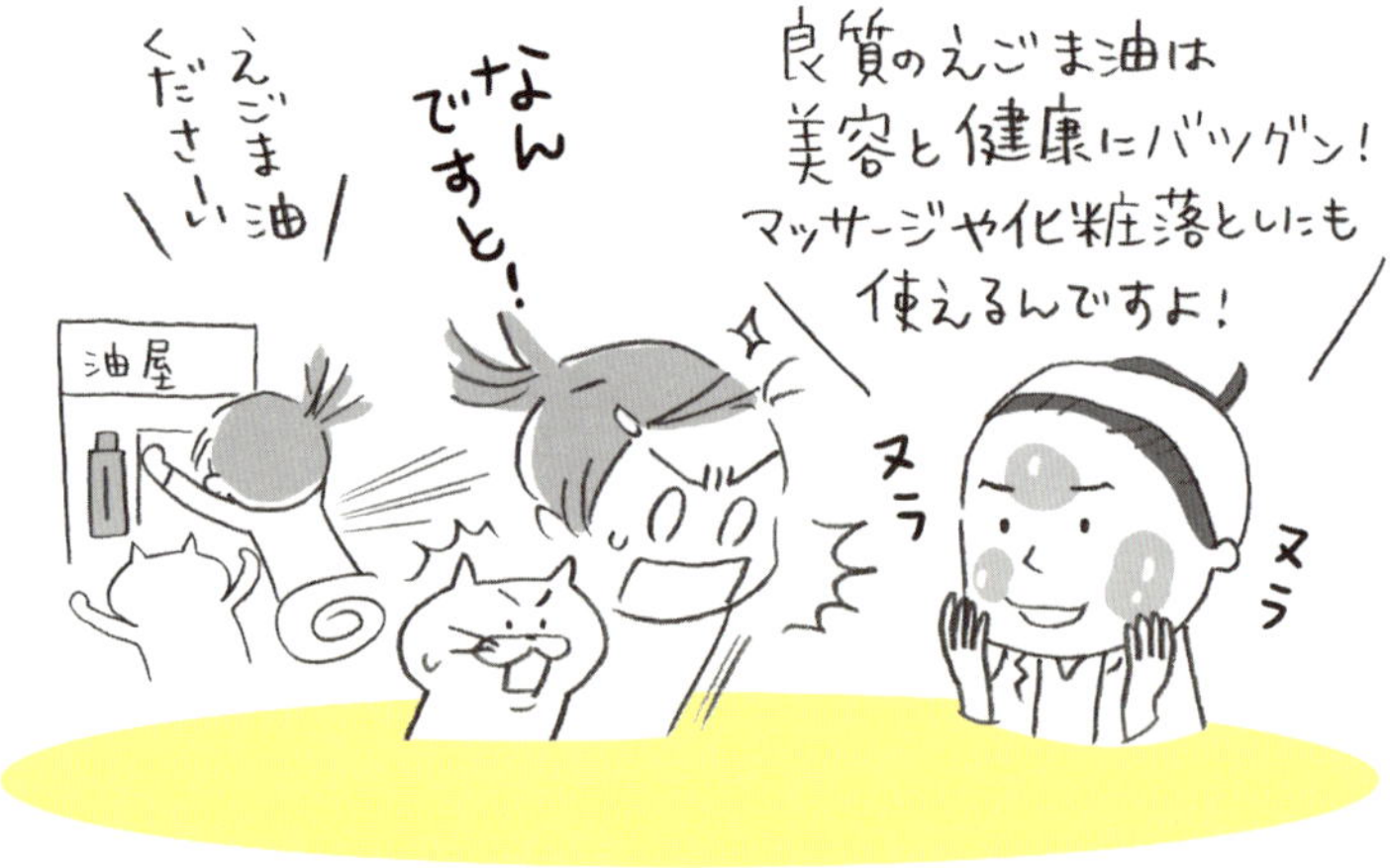
えごま油ください
なんですと！
良質のえごま油は美容と健康にバツグン！マッサージや化粧落としにも使えるんですよ！
ヌラ
ヌラ
油屋

朝のお作法3

石けんでじゃぶじゃぶ洗顔

［詳しくは61～63ページへ］

オイルマッサージが終わったら、泡立てた石けんを手に取って、顔全体にくるくると指をすべらせます。石けんとえごま油が中和して、泡がなくなったら洗い流しましょう。

私は、きめ細かい泡が出てくるシャボン玉石けんの液体石けんを使っています。液体石けんは手洗いや、洗顔だけでなく、シャンプーや食器洗いや洗濯にも使えます。私はいつもタンクで購入して小さな容器に移し、キッチン、浴室、洗面所、トイレなどに置いて使用しています。

顔を洗い終わったら、ペーパータオルで拭きます。もちろん、そのペーパータオルはまだ捨てません。洗面所の鏡や蛇口、シンクなど、洗面所まわりをキュッキュッと拭きます。歯ブラシを立てたグラスも磨きます。

ここまでが朝のお作法。これが身につくと、洗面所まわりはいつも清潔でピカピカ。毎朝鏡を見るのが楽しみになります。

オイルプリング

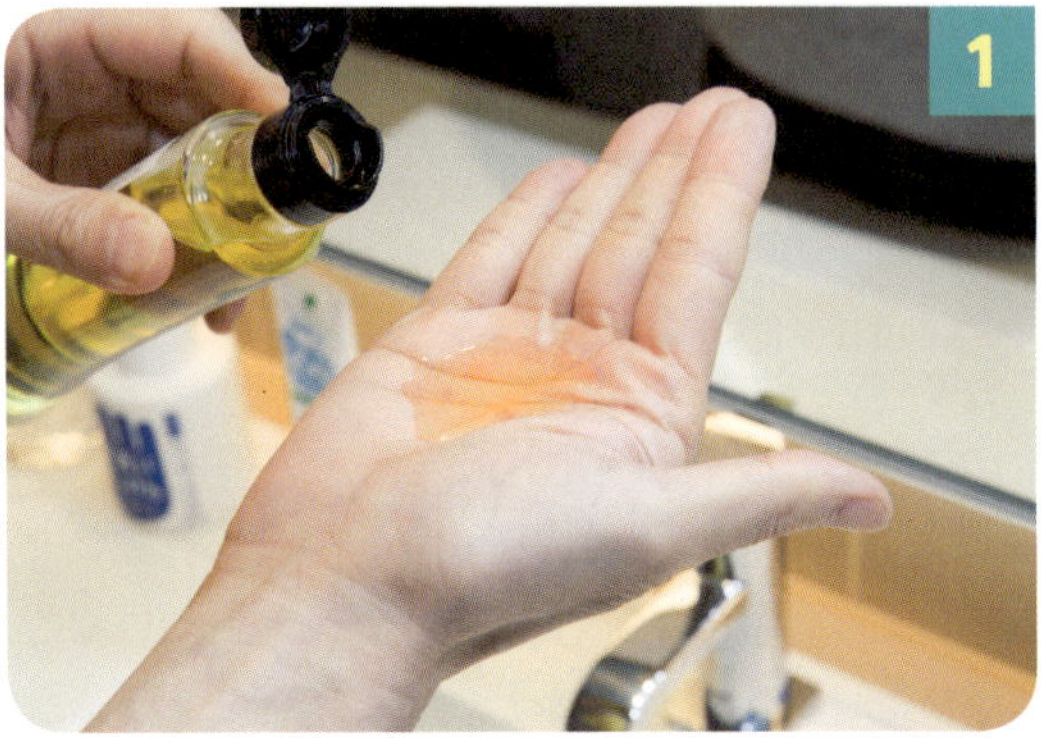

1

歯を磨いたら良質のえごま油を手に取る。分量は写真の量の2回分（約10グラム）を目安に。

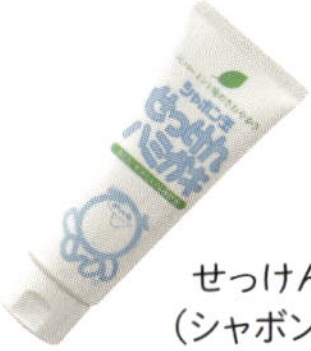

せっけんハミガキ
（シャボン玉石けん）

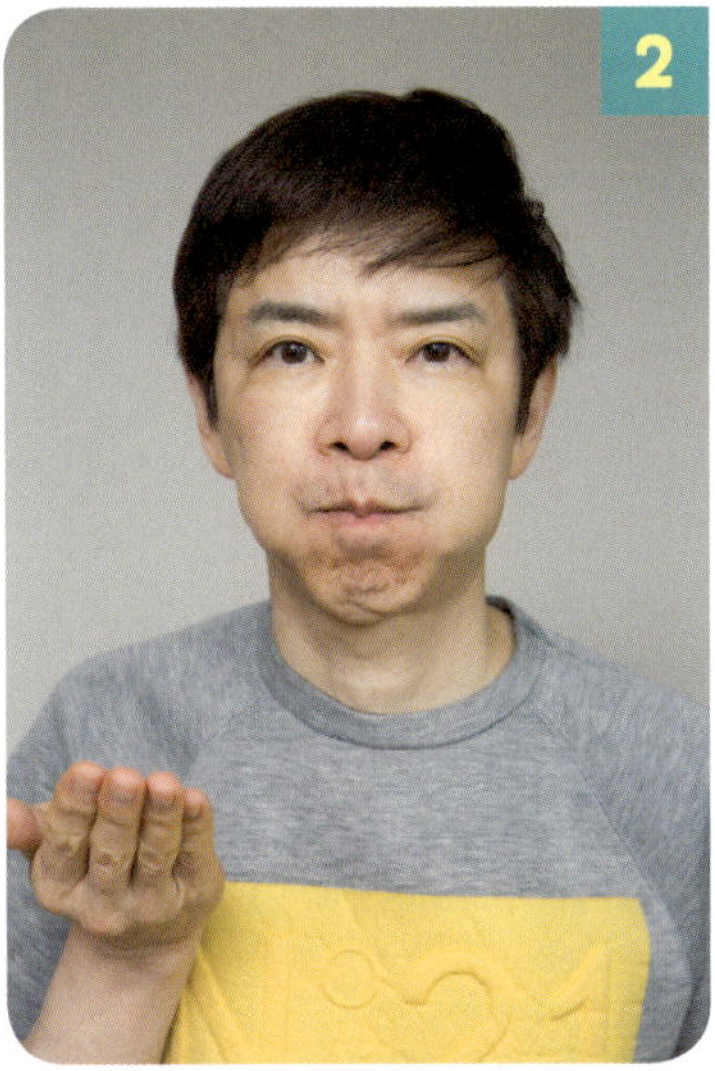

2

えごま油を10分ほど口に含んで、くちゅくちゅしてすすぐ。

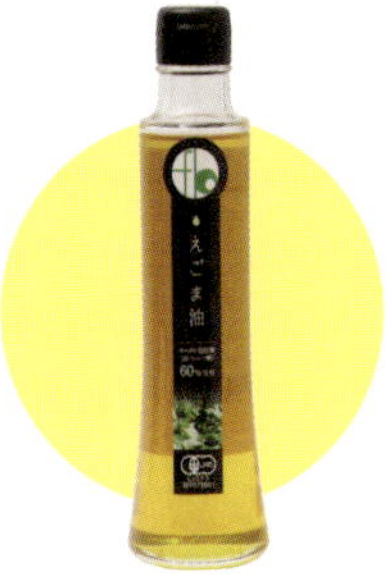

えごま油
（亜細亜食品）

口に含んだ油は最後に飲み込んでください。歯周病がある人は細菌を飲み込むことにならないかと心配しますが、胃液で殺菌されますので大丈夫です。

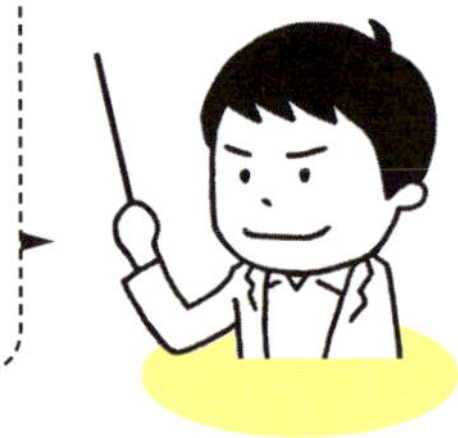

オイルマッサージ+洗顔

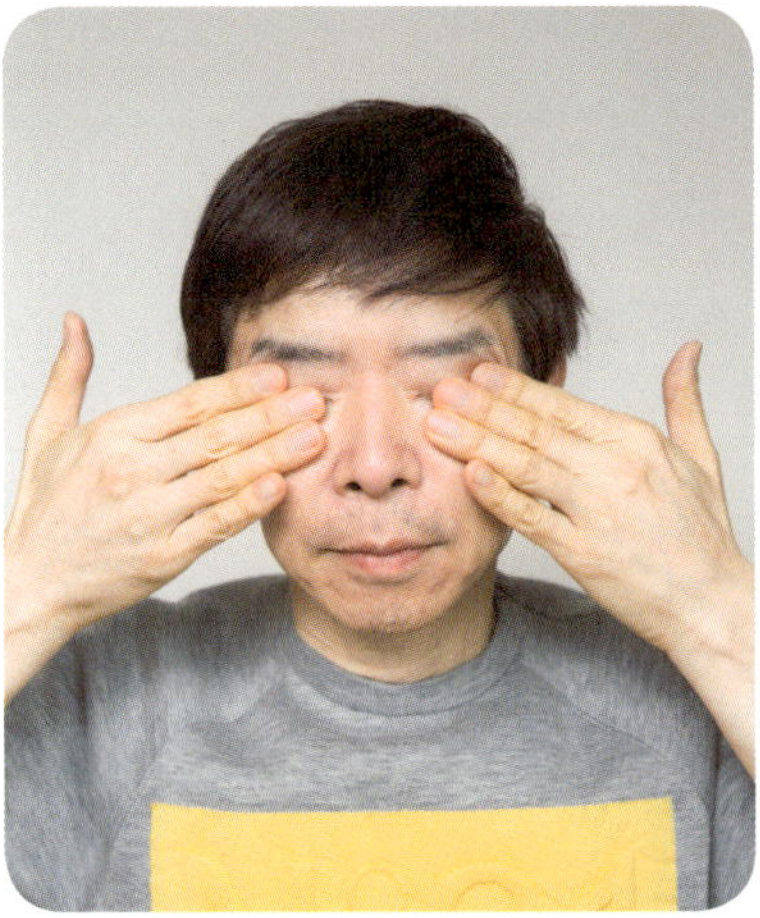

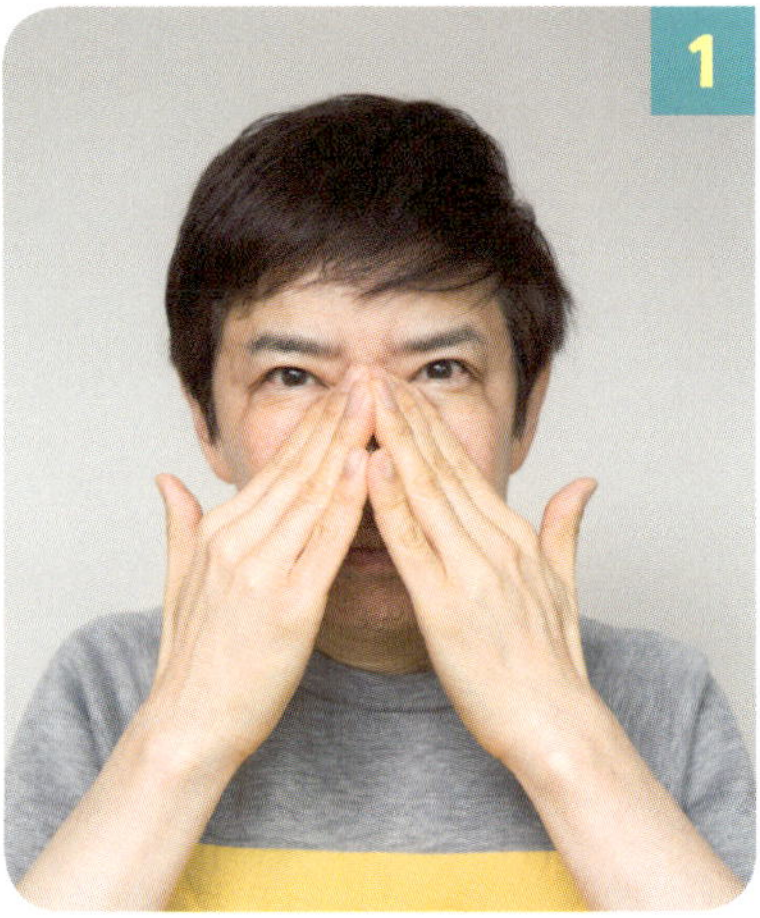

オイルプリングのあと、手のひらに残ったえごま油を顔全体に伸ばしてマッサージ。
目のまわりや小鼻を軽く押さえて、目ヤニや毛穴の汚れを除去します。

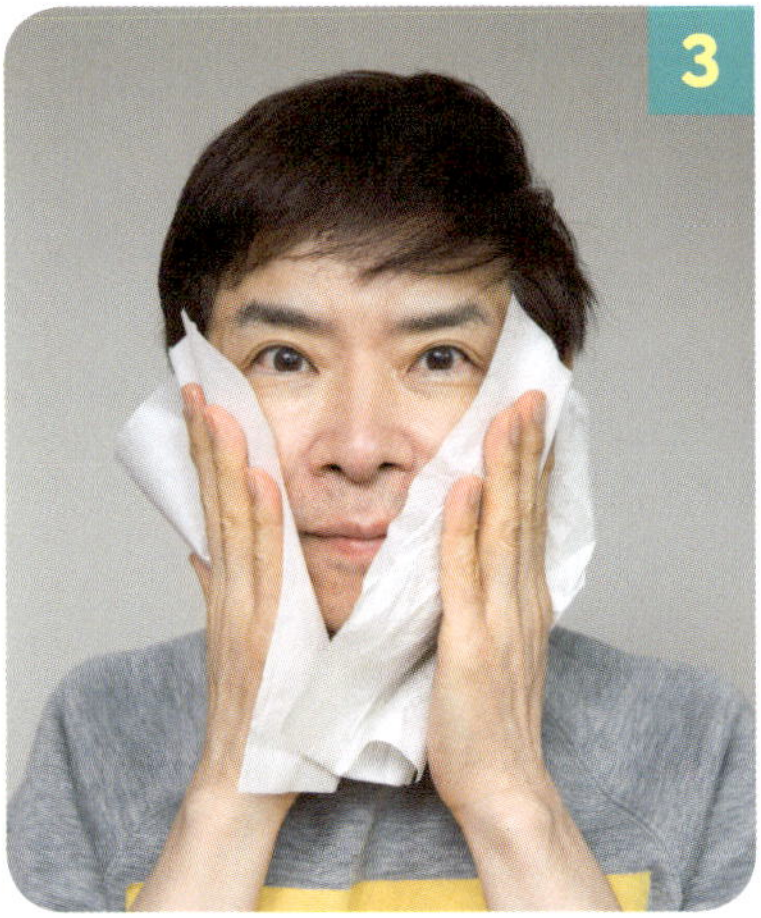

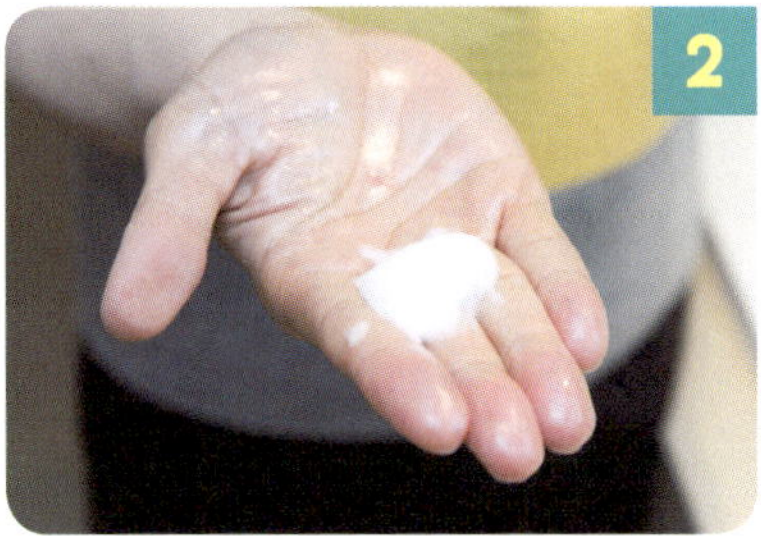

石けんを泡立てて洗顔し、ペーパータオルで水滴を抑えます。たったこれだけで肌はモチモチ。

石けんは添加物がなく、
きめ細かい泡が出てくる
液体石けんがおすすめ。

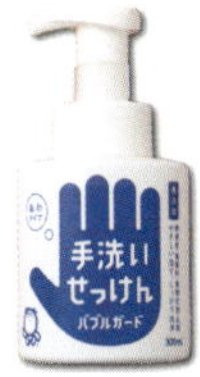

手洗いせっけん
バブルガード
(シャボン玉石けん)

ペーパータオル掃除

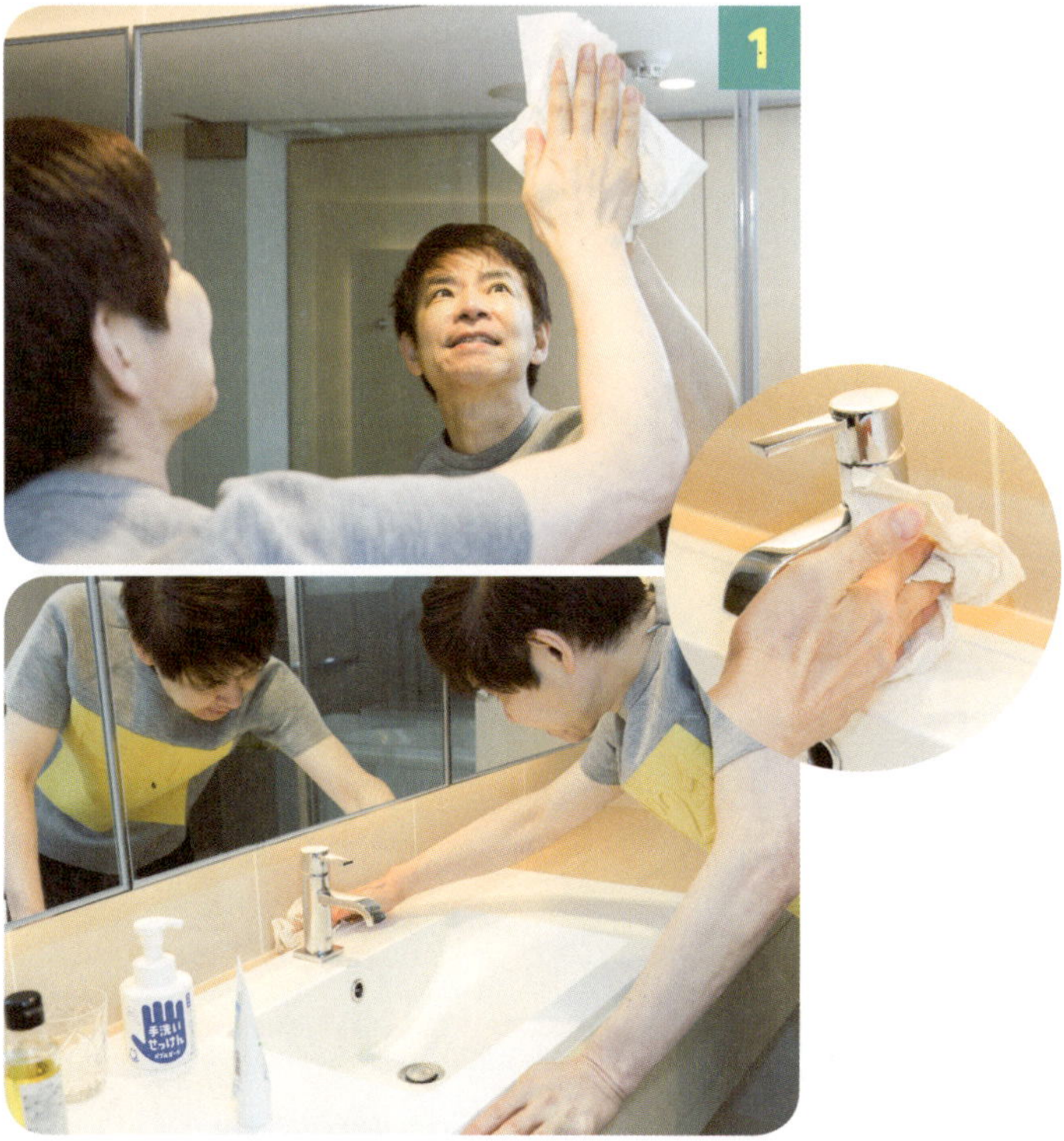

顔を拭いたペーパータオルは、捨てる前に鏡や洗面台、シンク、水道の蛇口、歯ブラシスタンドまでピカピカに磨きます。この一連の動作を作法にすることで、毎朝、気持ちよく鏡の中の自分と向かうことができます。

おお！顔を拭いたペーパータオルは、適度に水分を含んで掃除しやすいのネ。

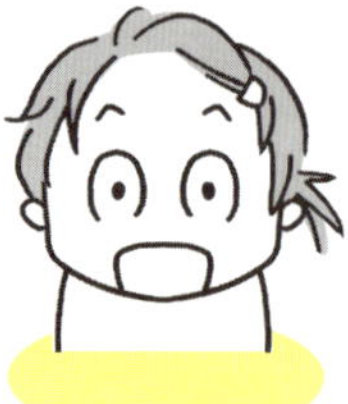

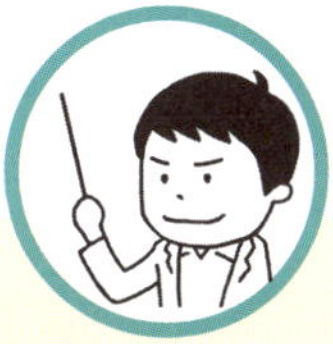

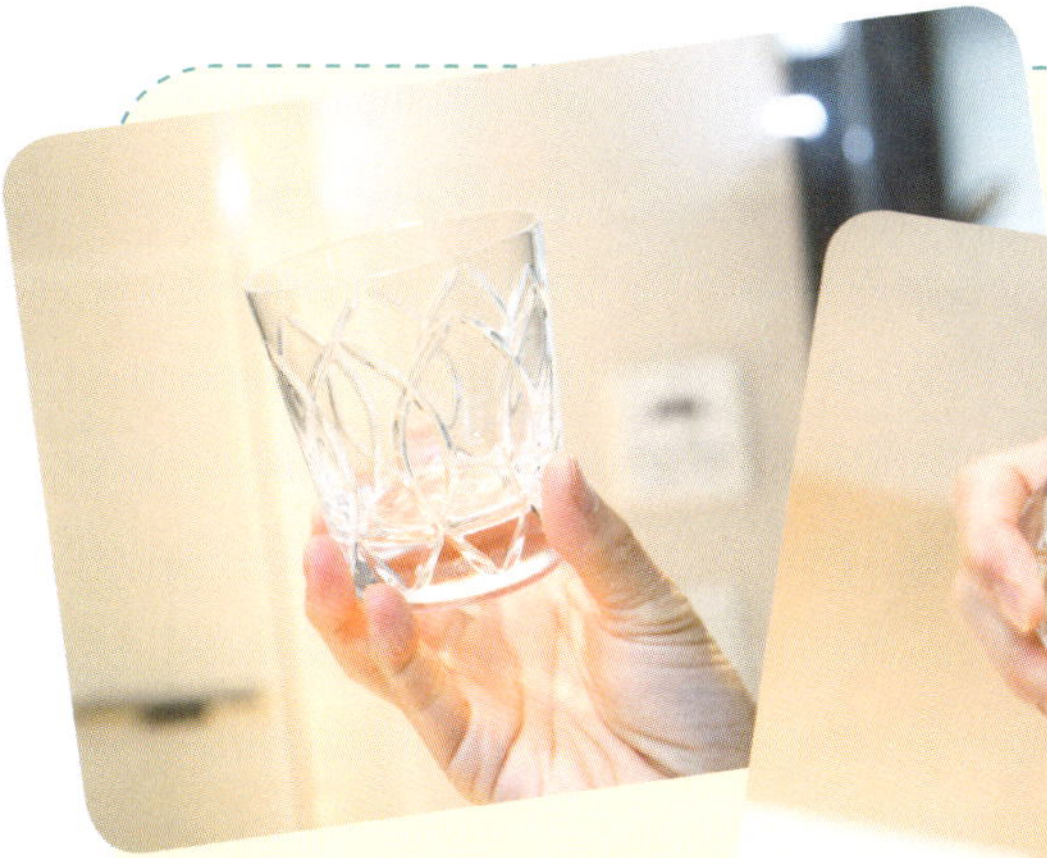

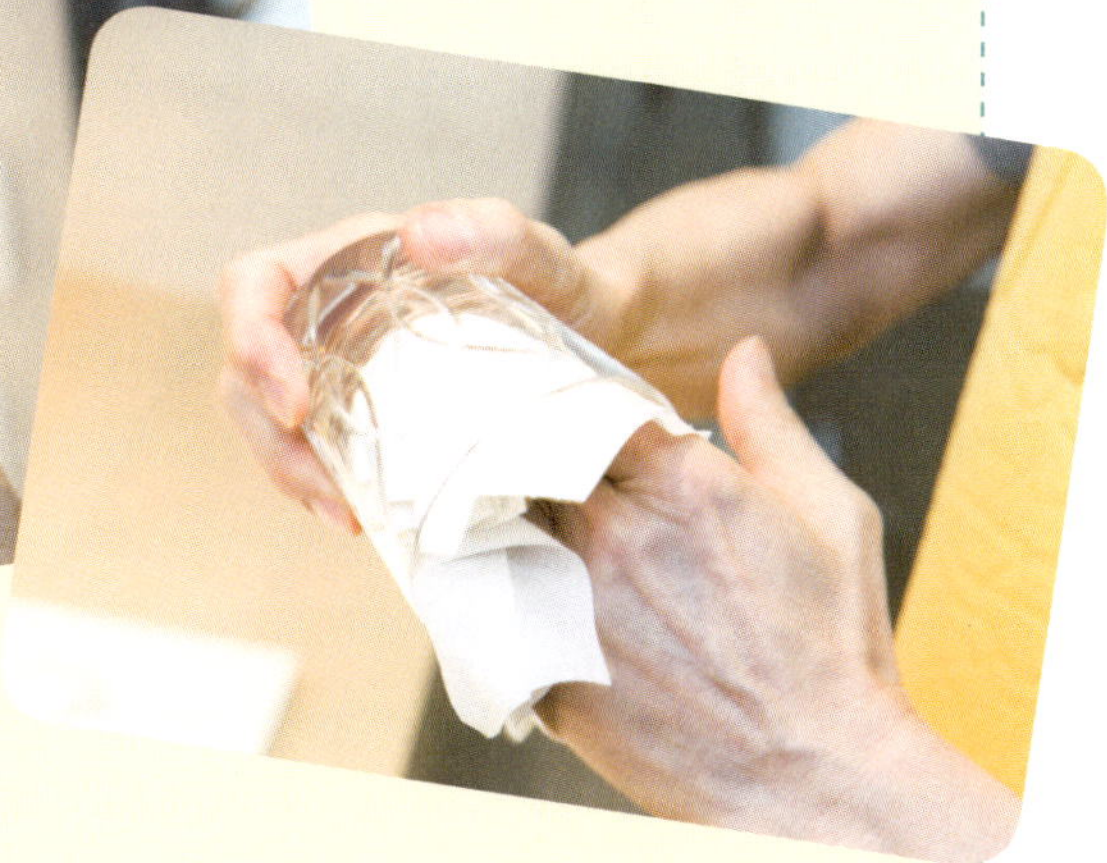

いちばんいいグラスを歯磨き用に

歯磨き用のプラスチックのコップは水が溜まりやすく、カビの温床になります。しかしほとんどの場合、食器洗い用の洗剤で洗っていないので、とても不潔です。

そこで私は、家中でいちばんいいバカラのグラスを歯磨きに使っています。

「もったいなくて使えない」と思うかもしれませんが、いいものだからこそ大切に扱いたいという心理が働きます。私は毎朝、歯磨きのあと、ペーパータオルでこのグラスをキュッキュッと磨いています。

皆さんもしまいこんだままになっている引き出物のグラスなどで試してみてください。

お悩み解消
コラム

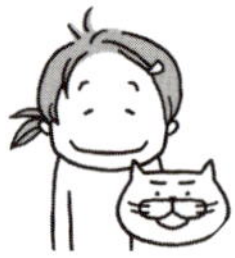

若肌を取り戻したい！

化粧落としも「えごま油＋石けん」で

毎晩毎晩、クレンジングとウォッシュクリームなどでダブル洗顔をしているなんて、女性は大変だなとつくづく思います。しかしなぜファンデーションは、汗などで化粧くずれしないのか考えてみたことありますか？　それは工業製品のシリコン樹脂が使われているからです。だからダブル洗顔しないと落ちないのです。

その洗顔料には食品洗いの合成洗剤と同じラウレス硫酸ナトリウムが使われています。そんなもので顔を洗ったら、皮膚の保護膜である角質、皮脂、善玉菌が失われて肌は無防備な状態になり、乾燥して突っ張ってしまいます。そうなると今度は、高価な美容液や保湿クリームをつけなければならなくなるのです。

いくら高価なクリームを塗っても、しょせん工業製品。皮膚はシミ、シワだらけになってしまいます。そしてそのシミを隠すために、ますますファンデーションを厚く塗るのです。こうしてご主人のおこづかいの何倍ものお金が化粧品代に流れていくのです。

ここでよく考えてみてください。化粧で肌を傷つけて、その傷をまた化粧で隠すなんて、おかしな話だと思いませんか？　多くの女性がこのような「化粧品会社の罠」にはまって苦しんでいます。

いちばんいいのは化粧をしないこと。はっきりいって、ファンデーションは毒です。しかし、そうはいっても紫外線が怖いというあなたはもう一度54ページを読んで、紫外線の働きをおさらいしましょう。

肌にシミをつくらないためには、ファンデーションを塗らないのがいちばん！

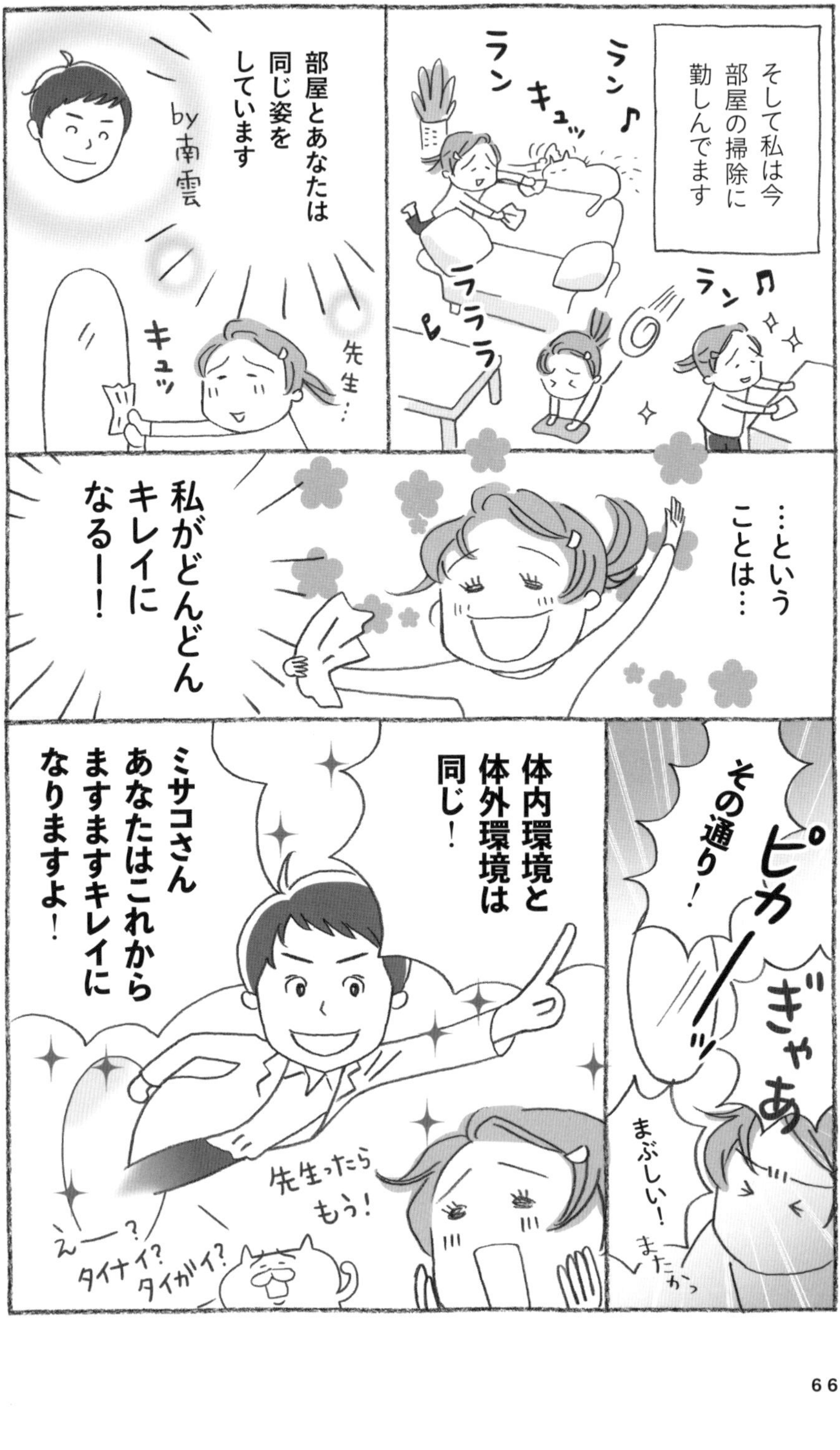
そして私は今
部屋の掃除に
勤しんでます
ラン
ラン
キュッ
♪
ラララ
ラン♪
部屋とあなたは
同じ姿を
しています
by南雲
キュッ
先生…
…という
ことは…
私がどんどん
キレイに
なるーー！
ピカーッ
その通り！
ぎゃあ
まぶしい！
またかっ
体内環境と
体外環境は
同じ！
ミサコさん
あなたはこれから
ますますキレイに
なりますよ！
先生ったら
もう！
えーー？
タイナイ？
タイガイ？

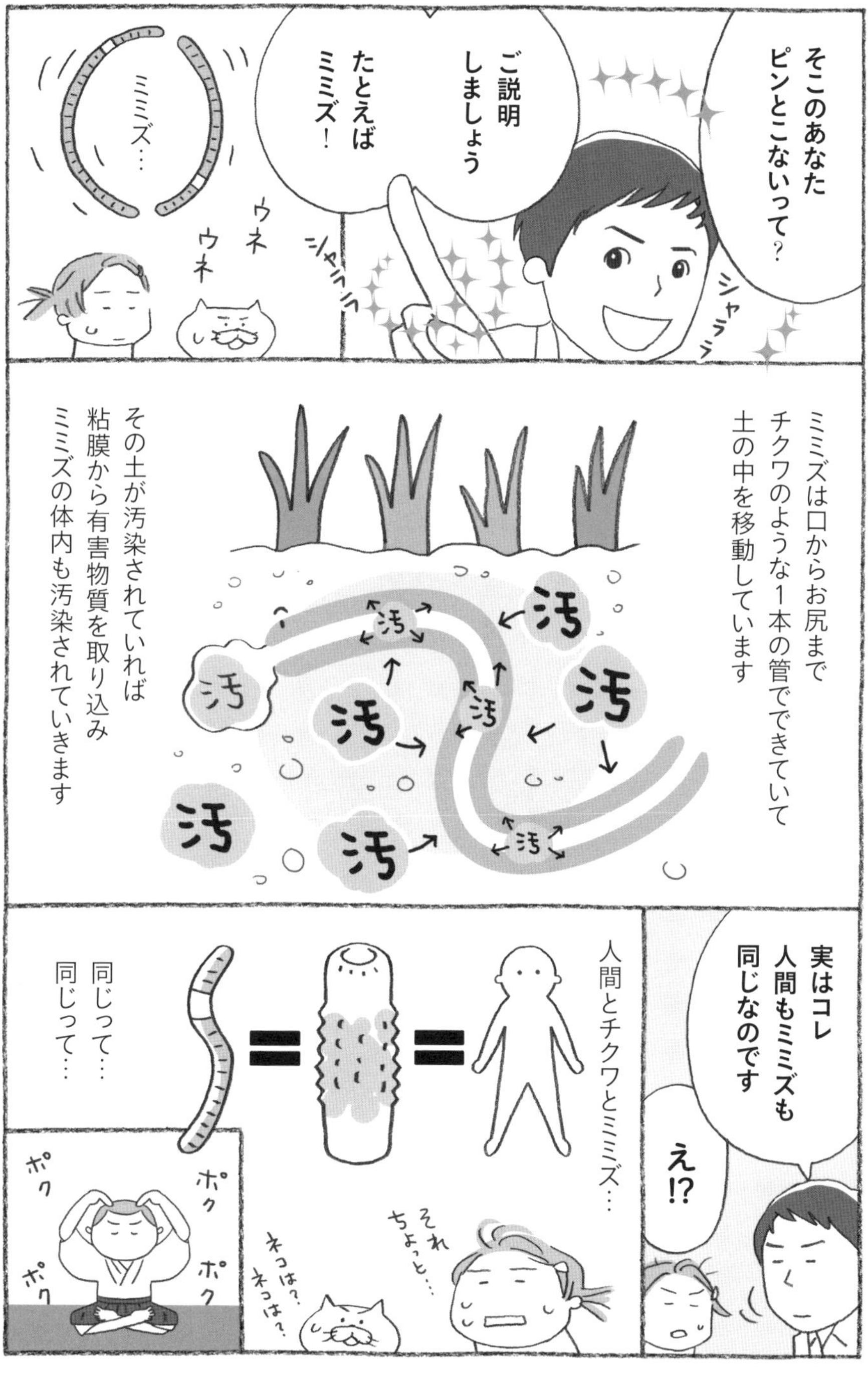

そこのあなた
ピンとこないって？
シャラララ
ご説明
しましょう
たとえば
ミミズ！
シャラララ
ウネ
ウネ
ミミズ…
ミミズは口からお尻まで
チクワのような1本の管でできていて
土の中を移動しています
汚
汚
汚
汚
汚
汚
汚
汚
その土が汚染されていれば
粘膜から有害物質を取り込み
ミミズの体内も汚染されていきます
実はコレ
人間もミミズも
同じなのです
え!?
人間とチクワとミミズ…
同じって…
同じって…
それ
ちょっと…
ネコは？
ネコは？
ポク
ポク
ポク
ポク

体内環境は体外環境

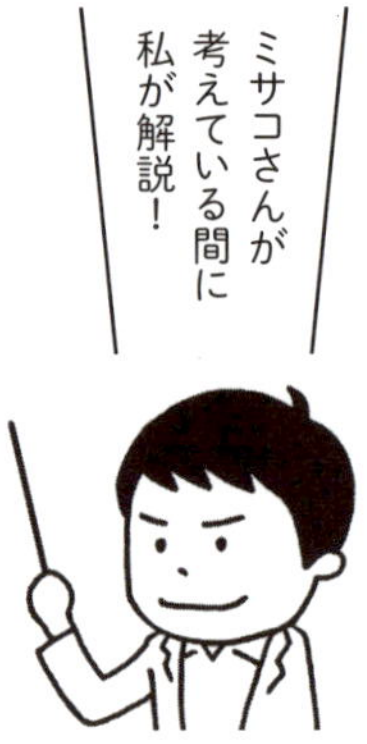

ミミズの体は「腸管」と呼ばれる管でつくられています。頭からお尻までが1本の管で、土の中をうねうねと進んでいくと、土が体の中を通っていきます。その土から栄養を体内に取り入れていくのです。と同時に、外敵が侵入してこないように防いでいます。

すなわち腸管の粘膜は、皮膚と同じく外界との境界。腸の中は、まだ体の外なのです。土が栄養たっぷりならば、ミミズの腸内環境もよくなり、腸管の粘膜から栄養を取り込み、ミミズは元気になります。

その反対に土が汚染されていれば、ミミズも腸管の粘膜から汚染物質を取り込んで、死んでしまいます。つまりミミズにとって体外環境は腸内環境、腸内環境は体内環境なのです。

実は私たち人間も、ミミズと同じ「管」でできている生き物です。口からお尻までを「腸管」、鼻から肺までは「気管」といい、それらの管を通して、体外の環境を体内に運んでいるのです。

だから体外環境を整えることは、体内環境を整えることになるのです。もっとも身近な体外環境は生活環境。それで、これまで家の掃除・片付けや肌のお手入れの話をしてきました。

さて、ここからは体の内面から若く美しくなる方法をご紹介しましょう。そのためには、体の中に積もり積もった老廃物や外毒や脂肪を取り除き、新たに体が必要としている栄養を取り入れることです。そうです、体内環境の大掃除です。

「掃除」とは、
地球環境をはじめとした体外環境と
腸内環境をはじめとした体内環境を
健全に整えること。
健やかな人生を送るための第一歩なのです。

チーン
なるほど体の中の管は即ち体の外でもあるのだな
わかった?新ニャ衛門さん!
そなた眉毛が太くなってるでござるよ
となれば栄養の取り入れ口であり外界とのバリアにもなる腸をキレイに保つことが重要なのだな
腸もお肌もキレイにこしたことはないわけか
美腸を目指すでござるな
中年なら美魔腸
腸をキレイに保つとはこれ如何に……
うーむ
うーむ
ポクポク
せんせー教えてーーっい
腸ってキレイになるのーっ
OK!
南雲先生とキレイ隊今度は食事の旅に出かけます

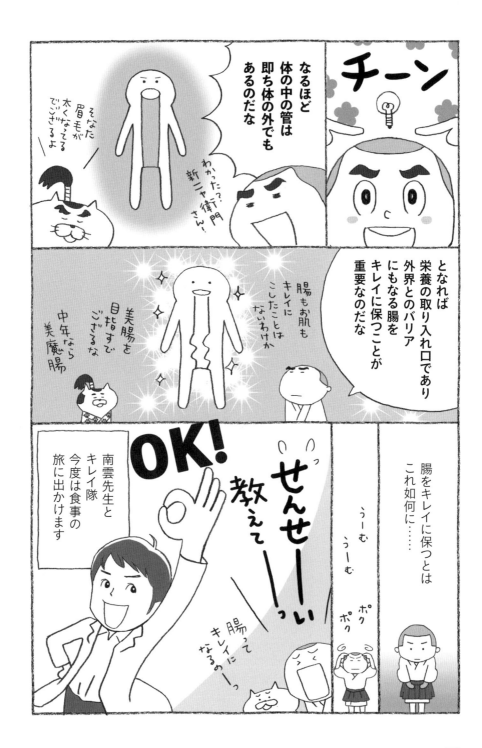

第2章

体内環境の話

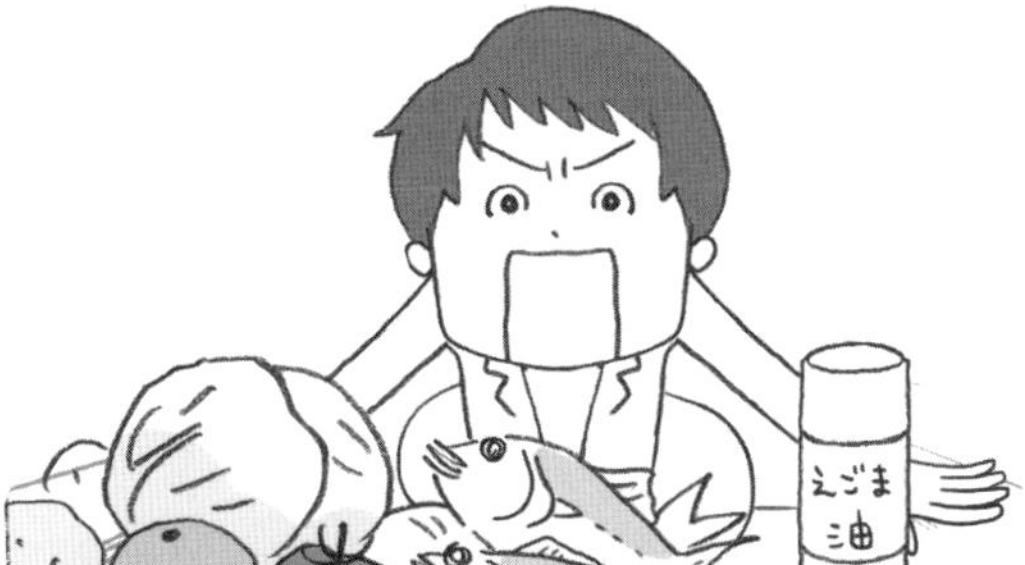

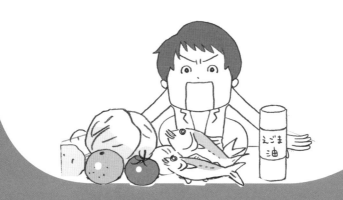

散らかった家と体のメタボは同じ原因で起こる

第1章の冒頭で「家にもメタボがある」というお話をしました。所狭しと散らかった家は、あなたが「今取っておく必要のないもの」を「いつか使うだろう」と溜め込んだ結果です。

体のメタボも同じ原因で起こります。「今摂る必要のない」または「今使うあてのない」栄養を体にため込んだ結果なのです。これを「メタボリックシンドローム」、通称メタボといいます。

みなさんはメタボの診断基準を知っていますか？　メタボの「三高」すなわち高血糖、高脂血症、高血圧、それに加えてウエストが太ければメタボと診断されます。この状態は「死の四重奏」と呼ばれ、動脈硬化を進行させ、糖尿病や心臓病、脳卒中、がんなどにかかりやすくなります。

反対に、ウエストがくびれているということは、過度の脂肪を蓄えていないということ。栄養のバランスがほどよく、血液もキレイでめぐりもいいということです。

肌も、ウエストと同様に体内の状態を表す鏡です。肌は腸管の粘膜と同じ外界とのバリアとなっていますので、腸内環境が荒れていると肌も荒れます。そして、腸内が荒れた状態が続くと栄養の偏りを生じ、メタボを招くのです。

つまり、**肌がきれいでウエストがくびれていることは、健康の指標**となるのです。そのことは同時に、美しさと若々しさの指標でもありますよね。美と健康はメタボの対極にあるのです。

では、どうすればスッキリした体になれるのでしょう。それはメタボの診断基準の一つひとつを解決すればいいのです。ウエストが太いのは「太りすぎ」、高血糖は「糖の摂りすぎ」、高脂血症は「悪い油の摂りすぎ」、高血圧は「塩の摂りすぎ」です。

いままであなたが体によかれと思って摂っていた栄養を、これからズバズバッと切り捨てて、体をキレイに掃除しましょう。

メタボ体型からくびれウエストへ

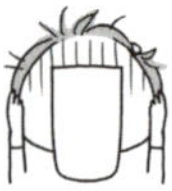

先生！「くびれウエストを目指せ」と言われても、私の場合はメタボを通り越して洋梨に手足が生えたようになっています。しかも人生半世紀を超えて、代謝が落ちきった今、ダイエットを頑張ったところで無理なんじゃないですか？

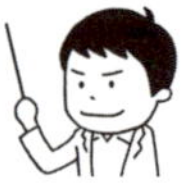

わかりますよ、ミサコさん。どんなにダイエットしても痩せない。それはダイエットの基本であるカロリー計算に大きな落とし穴があったからなのです。
たとえば、糖は1グラムが4キロカロリー、タンパク質も4キロカロリー。しかし脂肪は倍以上の9キロカロリー。ではどの栄養を摂ったときがいちばん太るのでしょうか。まずは左ページの4つのことをよく覚えてください。

タンパク質は太らない

筋肉のタンパク質か肝臓のアミノ酸になるだけで脂肪に変化しないので、太りません。

脂肪とタンパク質を摂ると痩せる

血糖値が上がらないので、膵臓が血糖値を上げようとしてグルカゴンというホルモンを分泌します。すると、脂肪細胞中のホルモン感受性脂肪分解酵素（ＨＳＬ）が脂肪を分解して血中に放出するので痩せます。

糖質を摂ると太る

血糖値が上がるとインスリンホルモンが分泌され、脂肪細胞の表面の糖輸送体（ＧＬＵＴ）が糖質を取り込んで脂肪に変化させるので太ります。

脂肪と糖質を一緒に摂るととても太る

インスリンに反応して末梢血管内皮細胞中のリポタンパクリパーゼ（ＬＰＬ）が血中の脂肪を分解し、脂肪細胞中に取り込むので太ります。

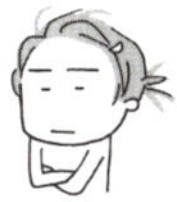

肉を食べるだけなら太らない。
肉とごはんを食べると太るってことか。

カロリー計算は大間違い！

先生、カロリーの低い糖が太って、カロリーの高い脂肪が痩せるって……。それじゃあカロリー計算は間違っているっていうことですか？

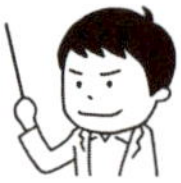

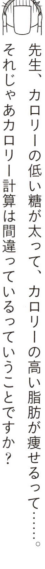

とてもいいことに気づきましたね。その通りです。カロリー計算という考え方は、間違いなのです。

そもそもカロリーは、どのように計算されるのか。それは、断熱材の箱の中でものを燃やして発生した熱量を測るのです。ガソリン1グラムを燃やしたら10キロカロリー。しかしガソリンは、私たちの体の中では栄養として燃焼しないのです。同じように、アルコール1グラムは7キロカロリーですが、体の中では燃焼しない。だからアルコールを摂っても栄養にならないのです。

レタス1玉が60キロカロリー。しかしレタスのほとんどは食物繊維で、人間は消化吸収することができません。では、なぜレタスを食べるのか。それは善玉菌の棲み家となり、餌となるからです。

今までミサコさんはお弁当を買うとき、カロリー表示を見てカロリーの少ないほうを選んできたでしょう。それが間違いだったのです。これからは低糖質で、高脂肪、高タンパク質のものを選びましょう。

また運動するときは、消費カロリーの多いほうが痩せると信じてきませんでしたか？　たとえば散歩は息も心拍数も上がりません。消費カロリーが少ないのです。それよりも百メートルダッシュのほうが消費カロリーが多い。しかし痩せるのは散歩なのです。なぜでしょう。

ダッシュのような**無酸素運動で燃焼するのは脂肪ではなく筋肉中のグリコーゲンという糖**なのです。それに対して**散歩のような有酸素運動は酸素と一緒に脂肪を燃焼するから痩せる**のです。

結論をいえば、カロリー計算という考え方にしばられていたからダイエットが成功しなかったのです。今後はカロリー計算を使うのはやめにしましょう。

余分な内蔵脂肪が体を攻撃する

ここでは、内蔵脂肪の役割についてもお話ししておきましょう。

内蔵脂肪は、飢えや寒さから体を守るためにあるものです。自然界においては、真冬は食物が手に入りにくくなるため、秋のうちにさまざまな物を食べて、体内に脂肪として蓄えます。すると内蔵脂肪が巨大な発熱装置として働き、体温を上昇させたり、食べられないときの栄養源となるのです。

内蔵脂肪が燃焼するとき、体は「炎症性サイトカイン」と呼ばれる物質を放出します。この働きによって栄養状態がいい動物は免疫が高まり、菌や寄生虫を退治します。しかし日本に住む私たちの場合は、それほど多くの菌にさらされていません。

そうなると、敵を失ったサイトカインは私たちの体を攻撃してしまうのです。エネルギーをうまく発散できない子どもが家庭内暴力に走るのと似ていますね。
サイトカインの攻撃の矛先が体に向いてしまうと、血管の内側が傷ついて動脈硬化を起こし、やがて心筋梗塞や脳梗塞を起こします。また、消化管や気管の粘膜を傷つけてしまえばがんが発生し、脳や細胞を傷つけるとうつ病や心の病を引き起こしてしまうのです。

一方、自然界の生き物は常に満腹ということはなく、必ず満腹と空腹が交互にやってきます。お腹いっぱい食べたときはサイトカインによって免疫力が高まり、空腹になると脂肪細胞中の「アディポネクチン」という物質が分泌され、血管の内側を修復するのです。

動物園のオリの中にいる動物や、家庭内で飼われているペットたちは、衛生管理された環境で暮らし、運動量も少ない。その状態で餌を食べすぎれば病気になることから、人間は彼らの食事量をコントロールしていますよね。
しかし、私たちだってまったく同じ状態にあるのですから、今一度、食事量の見直しが必要なのです。

ミトコンドリアを増やしてがんを遠ざける

体の中で酸素と一緒に脂肪を燃焼するのは、細胞内の「ミトコンドリア」という小器官です。これは自然界の動物が飢えや寒さから身を守ったり、餌を捕るときに長距離を移動したりするために使われます。つまり「空腹」「寒さ」「運動」のときに酸素と一緒に脂肪を燃焼するのです。

実はこのミトコンドリアの起源は、私たちの細胞に寄生した他の生命体です。その証拠に、私たちの細胞とは遺伝子がまったく異なるのです。ミトコンドリアは私たちの体に寄生して、子孫をたくさん残したいのです。だから皮膚や粘膜のように細胞分裂が盛んで、どんどん死滅していくような細胞には棲みたくない。むしろ細胞分裂を抑制し、それでも分裂する細胞は、自然死を迎えるように誘導していくのです。

とくにがん細胞は生き残るために次々と増殖し、しまいには自分の住処である宿主を殺してしまいます。そんな細胞に寄生したら、ミトコンドリアも共倒れになってしまいます。

だからミトコンドリアは「がん細胞が大嫌い」です。

がん細胞もミトコンドリアを利用できないので、脂肪やタンパク質を燃焼することができず、糖を必要とするのです。

さらにミトコンドリアは、がんの細胞分裂を抑制し、がん細胞が死滅するように働きます。つまり、次の2点を心がけることで、がんを遠ざけることができるのです。

①がんが大好きな糖質を避ける
②ミトコンドリアを増やす

①に対しては、糖質の多い食品をできるだけ食べないようにすればいいのですが、②のミトコンドリアについては、どのようにすればいいのでしょうか。

そのキーワードとなるのは、「脂肪燃焼」です。先ほどミトコンドリアは「空腹」「寒さ」「運動」のとき、酸素と一緒に脂肪を燃焼するといいました。すなわち、こうした条件を与えれば、ミトコンドリアが増えて、がんになりにくくなるのです。

お腹がグーとなって3回から食べる

飽食の時代に生きる私たちは、「食べすぎない」ことを常に意識しておく必要があります。私自身、20年ほど前から1日1食を実践し、いまでは30代の頃よりもスタイルがよく、すこぶる健康です。

食事の回数を減らすことで体脂肪は減り、腸を休めて活性化させることができます。このほかにも、肌がキレイになる、体臭が少なくなる、精神的にもスッキリするなどたくさんの「うれしい変化」を体験できるでしょう。

1日1食はハードルが高いという人、安心してください。私たちの体は栄養が足りなくなったらお腹をグーと鳴らして知らせてくれます。お腹がグーと3回鳴ったら、いつ食べても結構です。私はこのことを「3グー」と呼んでいます。

グーとなるときの体内の動き

★1グーのとき、「成長ホルモン」が分泌し、肌や腸管の粘膜が若返っている。
★2グーのとき、「サーチュイン遺伝子」が活性化して遺伝子が若返っている。これによって、遺伝子異常による病気を予防できる。
★3グーのとき、脂肪の中から「長寿ホルモン」と呼ばれるアディポネクチンが分泌して血管が若返っている。これによって、体のすみずみにまで酸素が行き渡り、がんが発生しにくい状態に保つことができる。

私が「1日1食」を提唱しはじめた当初、医者の仲間たちからも「3食食べないと体に悪い」と説教されました。しかし、ここ数年で「1日1食」の効果は実証され、私の本は世界7ヶ国で翻訳され、たくさんの人が実践しています。

私のクリニックは東京、名古屋、大阪、福岡にあり、その間を行ったり来たりし、書籍の執筆やテレビ・ラジオの出演など多忙な日々を過ごしていますが、いまも健康でいられるのは、無駄な食べ物による体の疲労がないからだと思います。

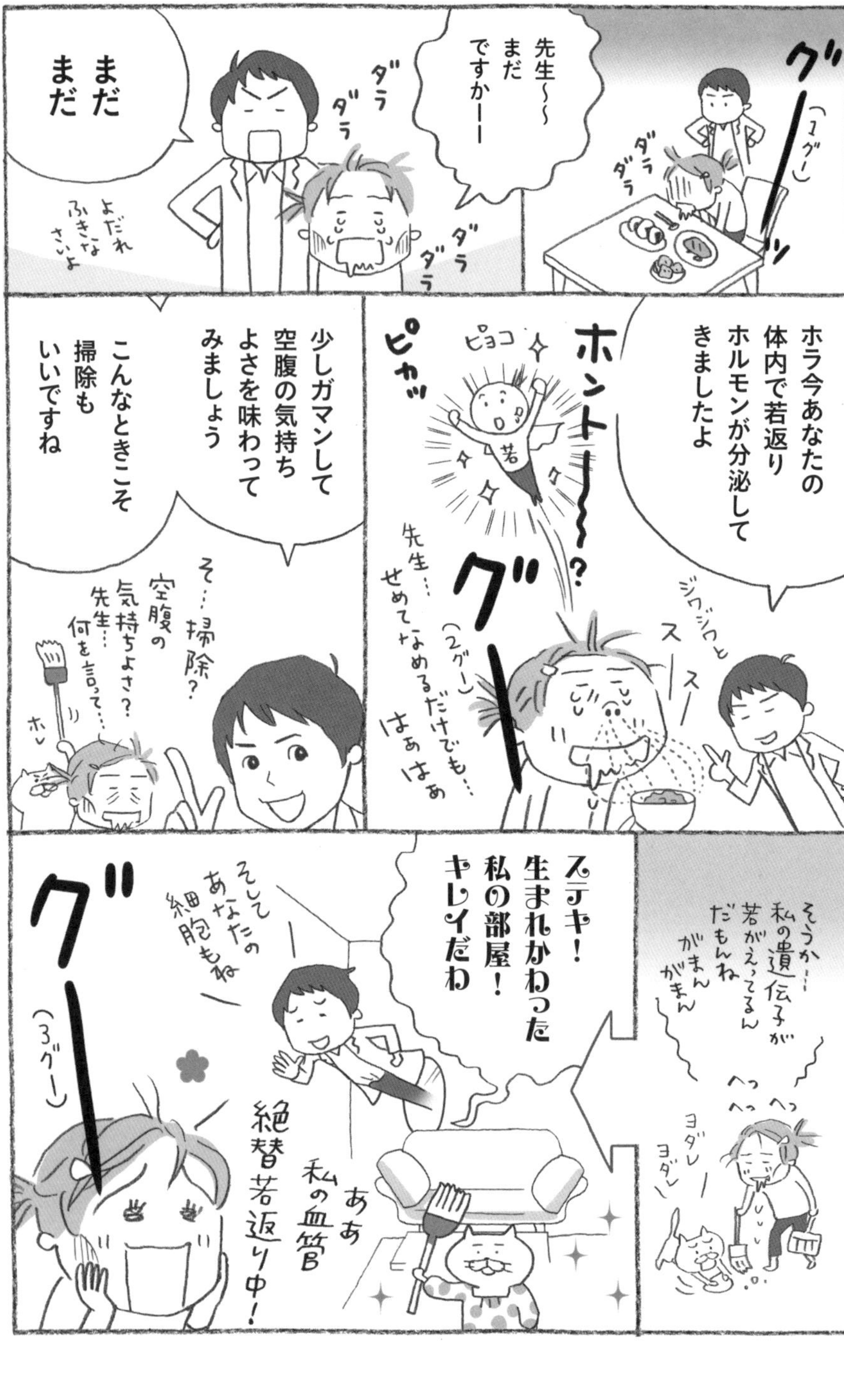

グー
(1グー)
ッ
ダラ
ダラ
先生〜〜
まだ
ですかーー
ダラ
ダラ
ダラ
ダラ
まだ
まだ
よだれ
ふきなさいよ
ホラ今あなたの
体内で若返り
ホルモンが分泌して
きましたよ
ジワジワと
ス
ス
ホントーー〜?
ピカッ
ピョコ
若
グー
(2グー)
先生…
せめてなめるだけでも…
はぁはぁ
少しガマンして
空腹の気持ち
よさを味わって
みましょう
こんなときこそ
掃除も
いいですね
そ…掃除?
空腹の
気持ちよさ?
先生…
何を言って……
ホレ
そうか…
私の遺伝子が
若がえってるん
だもんね
がまん
がまん
ヘッ
ヘッ
ヘッ
ヨダレ
ヨダレ
ステキ!
生まれかわった
私の部屋!
キレイだわ
そして
あなたの
細胞もね
グー
(3グー)
ああ
私の血管
絶賛若返り中!

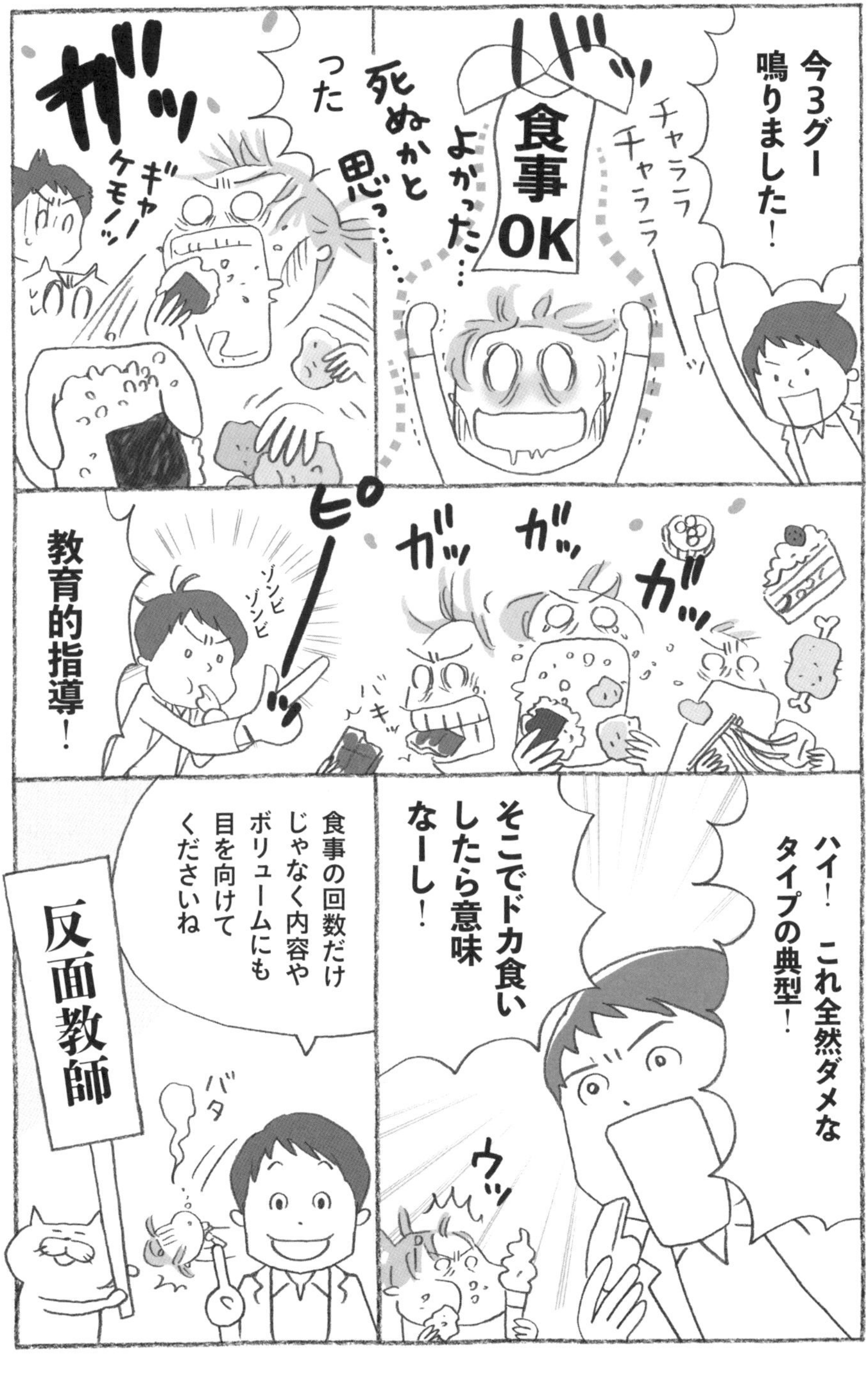
今3グー鳴りました！
チャララチャララ
ッ
バッ
食事OK
よかった…
死ぬかと思っ……
った
ガッ
ギャー
ケモノッ
ガッ
ガッ
ガッ
バキッ
ピー
ゾンビゾンビ
教育的指導！
ハイ！ これ全然ダメなタイプの典型！
そこでドカ食いしたら意味なーし！
ウッ
食事の回数だけじゃなく内容やボリュームにも目を向けてくださいね
反面教師
バタ

食べ残しは捨てる

「グーッ」とお腹が3回鳴ってから食事をするということは、自分の体と対話するということです。

それまできっちり1日3食だった人は、自分の体調やお腹のすき具合、仕事の状況に関係なく、朝昼晩の食事をとっていたわけですから、最初は食べないことに不安を感じるでしょう。

ですが、この空腹のときこそが、腸内メンテナンスの時間。慣れてくると、やがてスッキリした爽快感を味わえるようになります。

考えてもみてください。前日に食べ過ぎたり飲み過ぎたりすると、朝、胸やけや胃もたれを感じますよね。そんなときは、お粥を食べるよりも何も食べずに胃腸を空にして体内を掃除するのです。

また、昼飯をとって満腹になると眠気に襲われるでしょう？　午前中はバリバリ働いていたビジネスマンが、午後になるとボーッとして、会議中でも居眠りすることがよくあります。眠気を覚ますために、濃いコーヒーを飲んだり、タバコを何本も吸ったり。それが体にいいわけないですよね。

私は外科医ですから、毎日、午後には手術をしますが、手術前は絶対に食事をとりません。手術中に眠気に襲われたら患者さんの命にかかわるからです。

午後に大切な仕事のある人は、昼食を抜いてください。もし口が寂しいときは、コンビニのおつまみコーナーの柿の種以外のものを食べてください。つまりナッツ、豆、小魚、チーズです。これらは糖質が少ないので、眠くなりません。

また、料理をする際は1回で食べ切れる量にして、いつも新鮮なものを適量食べるようにしましょう。食べ残しは冷凍保存しても結局は食べないのですから、冷蔵庫を掃除して全部捨ててしまいましょう。もったいないと思うなら、次から作り過ぎないようにすればいいのです。

お悩み解消
コラム

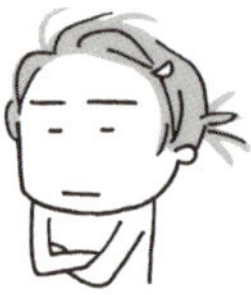

体が冷える！

薄着が体温を上げる

おまけに痩せる！

「年をとると体が冷える」と言って、必要以上に服を着込む人がいます。

最近では、薄手でも温かい機能性下着もあることから、着ぐるみのようになっている人は少ないですが、それでも冬場は携帯用カイロが必需品という女性も多いようです。しかし、体を温める物は体のためによくありません。

人間は恒温動物で、常に36〜37度に体温が設定されています。もし体を温めて体温が上がるのでしたら、熱帯に住んでいる人はみな、熱中症で死んでしまいます。温めれば温めるほど、体は汗をかいたり毛穴を開いて放熱したりして、深部体温を下げて平熱を保とうとします。

つまり、洋服やカイロなどで体表を温めれば温めるほど、深部体温を下げてしまうのです。

反対に体表が冷やされれば、体は脂肪を燃焼させて体温を上げようとするので、深部体温が上がり、ホルモンの分泌も多くなります。

つまり、薄着を習慣にすることで、体が「冷えにくく、痩せやすく」なるのです。

痩せるためにサウナに入る人がいますが、サウナで汗をかいても脂肪は燃焼しません。「脂肪燃焼」の観点から言うと、サウナよりもそのあとの水風呂のほうが効果的です。ご家庭では、肘から先、膝から下に冷たい水シャワーを浴びてください。

昔から寒稽古、寒中水泳、水ごり、滝修行……といいますが、これらは単なるやせ我慢ではなく、寒さ刺激によって、増えた細胞内のミトコンドリアが脂肪を燃焼して、深部体温を上げるという健康法だったのです。

食べてはいけない「加工食品」と「白物5品目」

「太らないため、がんにならないためには、どんなものを食べるといいですか？」と聞かれることがありますが、まずは「食べてはいけない物」に視点を置くほうが確実です。

スーパーやコンビニエンスストアに並ぶ製品の多くは、生鮮食品を除けばほとんどが添加物を含んだ加工品。生鮮食品の棚に並ぶものの中にも、乾燥や酸化を防ぐために油脂を注入したり、酸化防止剤やｐＨ調整剤が使われているものもあります。

すでにご存知だと思いますが、化学調味料や保存料、人工甘味料、着色料、香料などの食品添加物には、数えきれないほどの弊害があります。なかには、味覚を壊したり、発がん性のあるものもあるのです。

残念なことに、これらを生活からすべて排除するのは難しい社会になっています。でも、だからこそ原材料表示をよく見て、なるべくそれらを体に入れない選択が必要なのです。安いから、流行っているから、見た目がキレイだからなど、表面の情報だけで選ぶのはとても危険です。**加工食品は食べないこと**です。

この他に、もう一つ注意が必要な食べ物があります。それは**精製した糖質の「白物5品目」**。具体的には、**白米、パン、麺、小麦粉と砂糖でつくったお菓子とジャガイモ**がそれに当たります。

精製した糖質を摂ると血管の内側のコラーゲンと結びつき、終末糖化産物（AGE）というコゲをつくってしまいます。これが動脈を固くさせることで動脈硬化が起こります。動脈硬化が進行すると、心臓病や脳卒中の原因やがんのエサとなります。

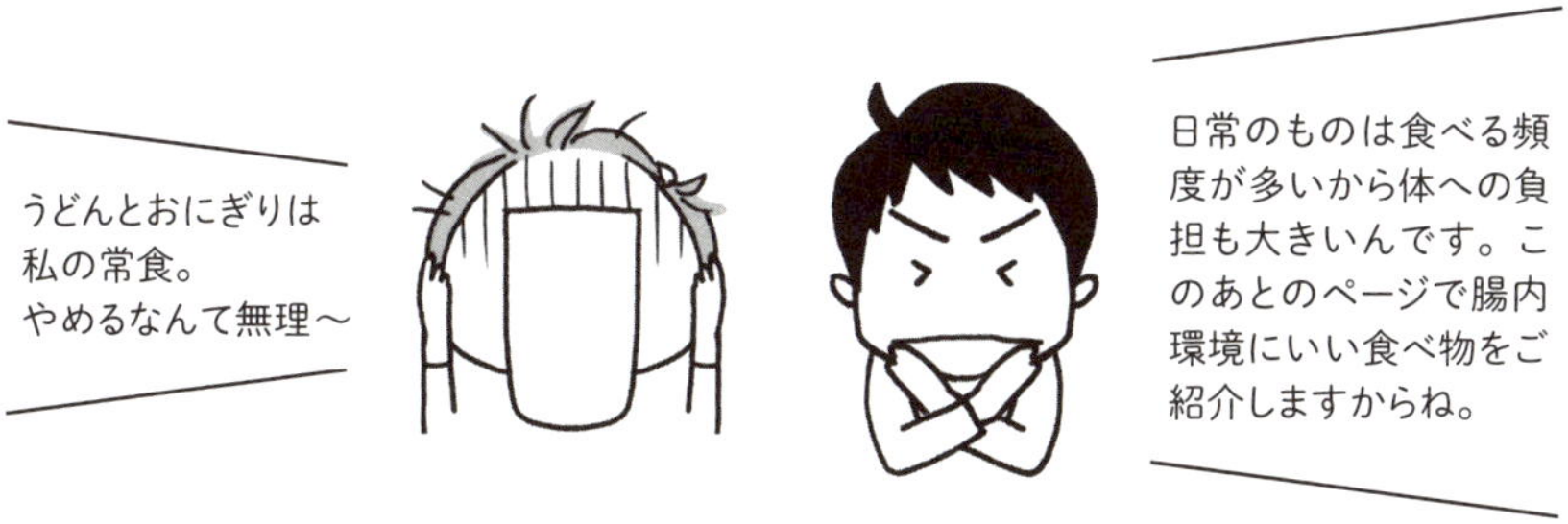
日常のものは食べる頻度が多いから体への負担も大きいんです。このあとのページで腸内環境にいい食べ物をご紹介しますからね。
うどんとおにぎりは私の常食。やめるなんて無理～

オメガ3の油は体を活性化させる

家庭の料理では、サラダ油がよく使われます。しかしサラダ油は、高温にして油分を抽出するため、心筋梗塞の原因となるトランス脂肪酸に変容します。

さらに問題なのは、サラダ油がオメガ6という不飽和脂肪酸を主成分としていることです。オメガ6には「炎症作用」と「凝固作用」があります。

これらの作用は、かつては寄生虫や結核を撃退したり、ケガをしたときに血を止めるために役立っていました。しかし感染症やケガが少なくなった現代では、私たちの体を直接攻撃し、アレルギーや膠原病、糖尿病、うつ病、がん、心筋梗塞、脳梗塞の原因となっています。

そのため、以下の油は摂らないようにしましょう。

・菜種、紅花、ヒマワリ、コーン、ゴマ、コメなどのサラダ油
・キャノーラ油、サンフラワー油などの遺伝子組み換えの油
・マーガリン、ショートニングなどのトランス脂肪酸
・ドレッシングは砂糖、塩、化学調味料、サラダ油の入った怖い食品です

私が毎日の食事にもっともおすすめしたい油は、オイルプリングのページでご紹介したえごま油やアマニ油です。これらはオメガ3の油で、サラダ油とは真逆の「抗炎症作用」や「抗凝固作用」があります。

さらに、オメガ3に含まれる「α-リノレン酸」は、動物の体内でＥＰＡ（エイコサペンタ塩酸）やＤＨＡ（ドコサヘキサ塩酸）に変化し、ＥＰＡは血液をサラサラにして心筋梗塞や脳梗塞を予防し、ＤＨＡは認知症や老眼の予防に役立ちます。

オメガ3を摂れる油や食品はほかにもあります。

アマゾンに育つサチャインチという植物の種から搾り取った「サチャインチオイル」。また、スーパーフードとして世界中でブームになった「チアシード」にもオメガ3が含まれていますので、料理に積極的に使うといいでしょう。

体の底力をつける「完全栄養」という考え方

日常の食べ物は体の底力をつくります。食材そのものにパワーのあるものを選び、エネルギーをまるごと取り入れましょう。そのキーワードとなるのは「完全栄養」。これは「まるごと食」とも言われ、口当たりのいい部分だけを食べるのではなく、動物や植物を生きている姿のままいただくことにより、私たちが生きていくうえで必要なすべての栄養素をいただくという意味です。

穀物類

主食には玄米や雑穀米をおすすめします。ただし、玄米は数時間水に浸し、発芽させてから炊きましょう。玄米にはアブシシン酸（ＡＢＡ）が含まれており、これがミトコンドリアに対する毒となります。発芽状態にして食べることで毒はなくなり、GABA《ギャバ》などのアミノ酸が増え、消化吸収力も高まります。

野菜類

野菜は葉も皮も根っこも食べます。それぞれの部分に植物が生きる際に必要な栄養素が含まれているので、「まるごといただく」が基本です。レンコンやゴボウなど、皮がかための根菜類でもキンピラにするとおいしいですよ。

魚・肉類

魚はしらすや桜えびなどの小魚を優先的に食べます。大きな魚や肉をまるごと食べるのは無理ですから、鮮度のよい小魚をほんの少量いただきましょう。

果物類

野菜や果物の皮は、外界とのバリアですから、実を守るためにポリフェノールが含まれていますので、皮ごと食べてください。果物は、皮を剥いてしまったら糖質のかたまりですから、皮を食べるのがイヤな人は、果物を食べないほうが健康的です。

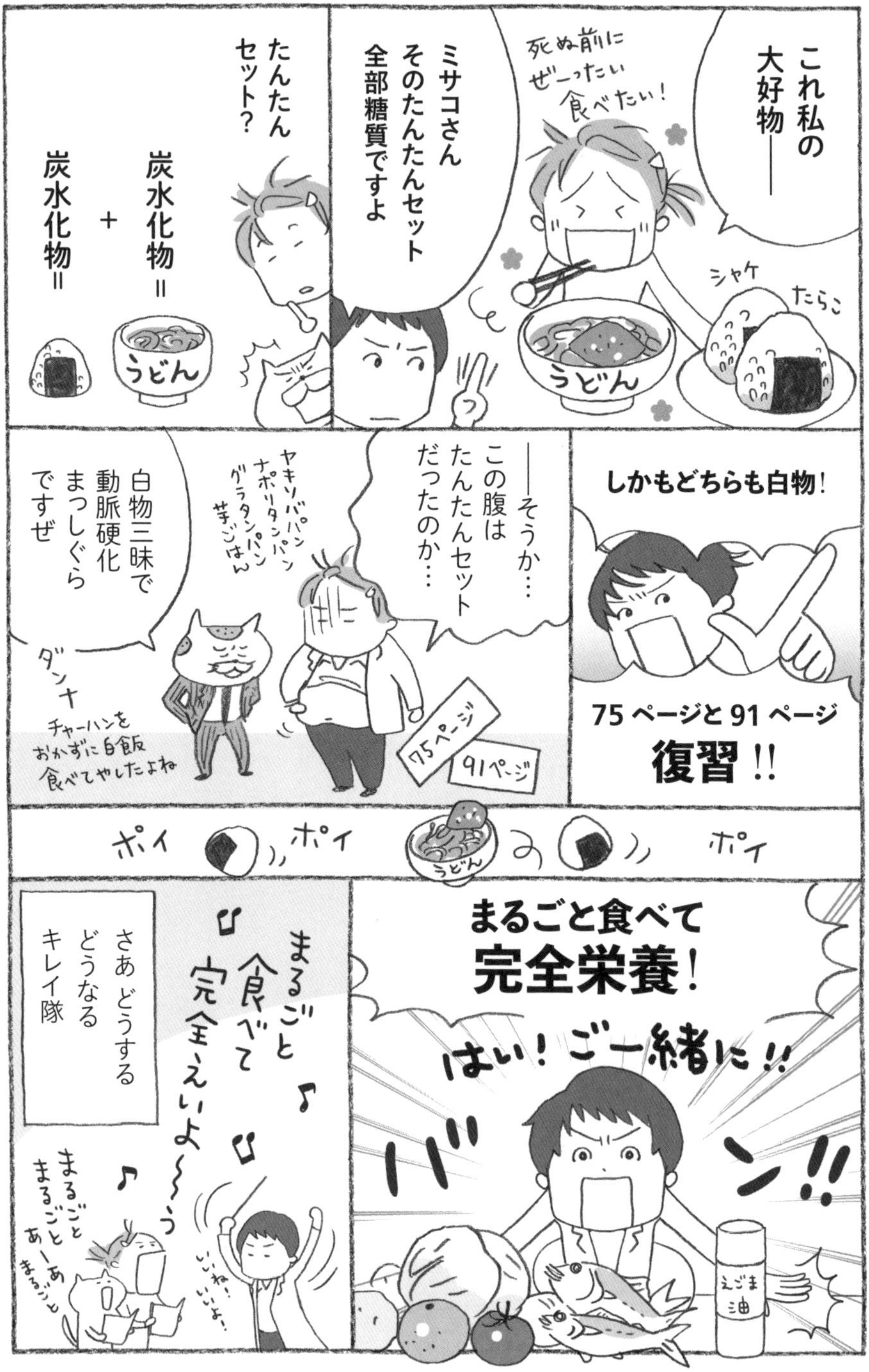
これ私の大好物――
死ぬ前にぜーったい食べたい!
シャケ
たらこ
うどん
ミサコさんそのたんたんセット全部糖質ですよ
たんたんセット?
炭水化物＝
＋
炭水化物＝
うどん
しかもどちらも白物!
75ページと91ページ
復習!!
――そうか…この腹はたんたんセットだったのか…
ヤキソバパン
ナポリタンパン
グラタンパン
芋ごはん
75ページ
91ページ
白物三昧で動脈硬化まっしぐらですぜ
ダンナ
チャーハンをおかずに白飯食べてやしたよね
ポイ
ポイ
うどん
ポイ
まるごと食べて
完全栄養!
はい!ご一緒に!!
バーン!!
えごま油
さあどうするどうなるキレイ隊
まるごと食べて完全えいよ~う
まるごとまるごとあーあまるごと
いいね!いいよ!

実践

かんたん＆おいしい
腸をキレイにする料理

ここでは腸内環境を整えるレシピをご紹介。
腸をキレイに保つことで、健康の基礎づくりに役立ちます。
もちろん、肌にも嬉しい変化を実感できますよ。
つまり「腸にいいレシピ」＝「老けないレシピ」。
ぜひ参考にしてください。

菌を味方につけて共生する

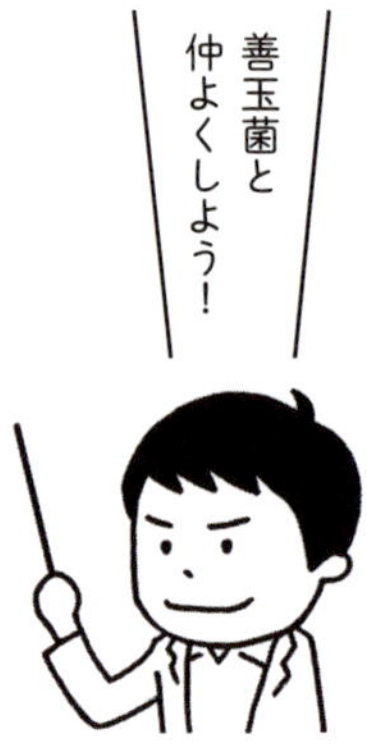

私たちの体外環境には無数の菌が存在します。家具やベッドの表面にも、衣服やタオルにも、そして空気中にも存在します。さらに私たちの肌や鼻、口、腸管の中にも常在菌がいます。

今のように冷蔵庫がない時代には、食べ物はすぐに腐ってしまいました。昔の人はいったいどのようにして食べ物を保存したのでしょう。それは、菌を味方につけて共生してきたのです。

悪玉菌が増えることを「腐敗」、善玉菌が増えることを「発酵」といいます。すなわち善玉菌を増やすことによって、悪玉菌を防いできたのです。米を発酵させて寿司に、豆は味噌や豆腐に、野菜は漬物にすることで腐敗を防いで保存してきました。

それらは生きた菌が腸まで届いて腸内環境を整え、免疫力を上げてくれる健康食品だったのです。

しかし近代になって、寿司はご飯に酢をふりかけて、豆腐は豆乳ににがりを入れてつくるようになり、発酵させなくなりました。現代では酒も酢も味噌も醤油も、みな殺菌して出荷するようになり、生きた菌を食することがほとんどなくなりました。

その代わりに入ってきたのが、砂糖、塩、悪い油、化学調味料、保存料などの添加物です。そのことで腸内環境に乱れが生じ、アレルギーや肥満、糖尿病、うつ病、がんを増やす結果になりました。


では、腸内環境をキレイに保つには、どうすればいいのか。それは、善玉菌を大量に摂り入れて、悪玉菌の繁殖を防げばいいのです。

そのために私が提唱しているのが、甘酒酵素水です。誰にも簡単につくることができて、長期保存もできる。そのまま飲んでよし、調味料として使ってよし、肉や魚や野菜を保存してよし。

さらに、甘酒酵素水を飲んだ数日後には、便の臭いがなくなるのです。これは生きた善玉菌が腸まで届き、腸内が腐敗から発酵に変化した証拠です。

今日からあなたも、甘酒酵素水を実践してみてください。

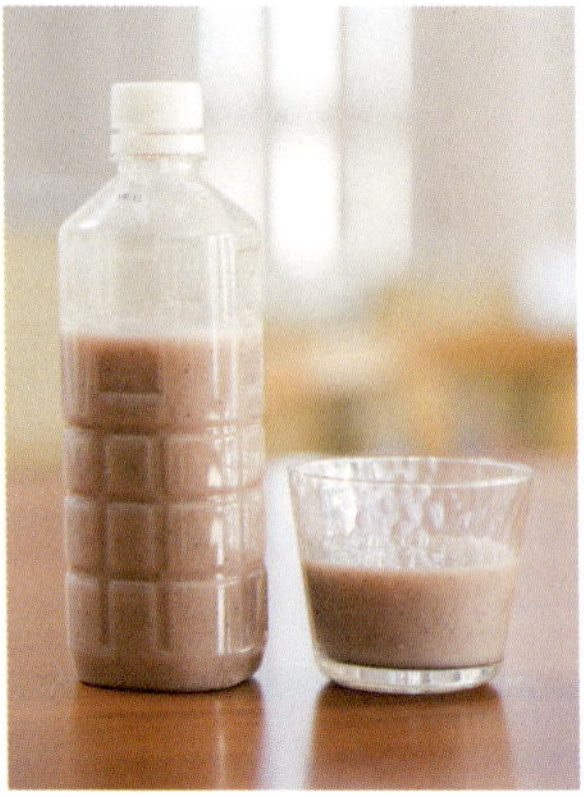

RECIPE 1

ダイエット、美肌・美髪、病気予防、
免疫力アップ
奇跡の若返りドリンク

甘酒酵素水

ここ数年、甘酒が大ブームです。美容と健康にいいとして「飲む点滴」「飲む美容液」とも呼ばれています。しかし、甘酒は麹菌の酵素でデンプンを糖に変化させた飲み物。精製した糖質のかたまりですから肥満、糖尿病、動脈硬化による心筋梗塞、脳梗塞、そしてがんの元です。

しかし、その甘酒に小さじ一杯分のあるものを入れるだけで、スーパーフードに生まれ変わります。それは乳酸菌です。甘酒の糖質を乳酸菌が乳酸に分解してくれるので、発酵が完了すれば糖質ゼロになります。また、乳酸菌が生きた状態で腸内に届き、善玉菌を増やしてくれます。

さらに、乳酸菌が増殖する際につくられる「乳酸菌生産物質」は、乳酸や酢酸、アミノ酸、ビタミン・ミネラル類を含んでおり、乳酸菌の死骸から出る「菌体成分」は、腸内の免疫機能を活性化させます。

甘酒酵素水ができるまで

甘酒酵素水は「米を炊く」「甘酒をつくる」「発酵させる」の３つの工程を経るだけですから、ご家庭でかんたんに作ることができます。
甘酒を発酵させる段階で投入する菌によって味わいが変わり、
乳酸菌を入れると「甘酒ヨーグルト」、イースト菌を入れると「甘酒ワイン」、
甘酒ワインを自然発酵させると「甘酒酢」ができます。
これら３種類をまとめて「甘酒酵素水」と呼んでいます。

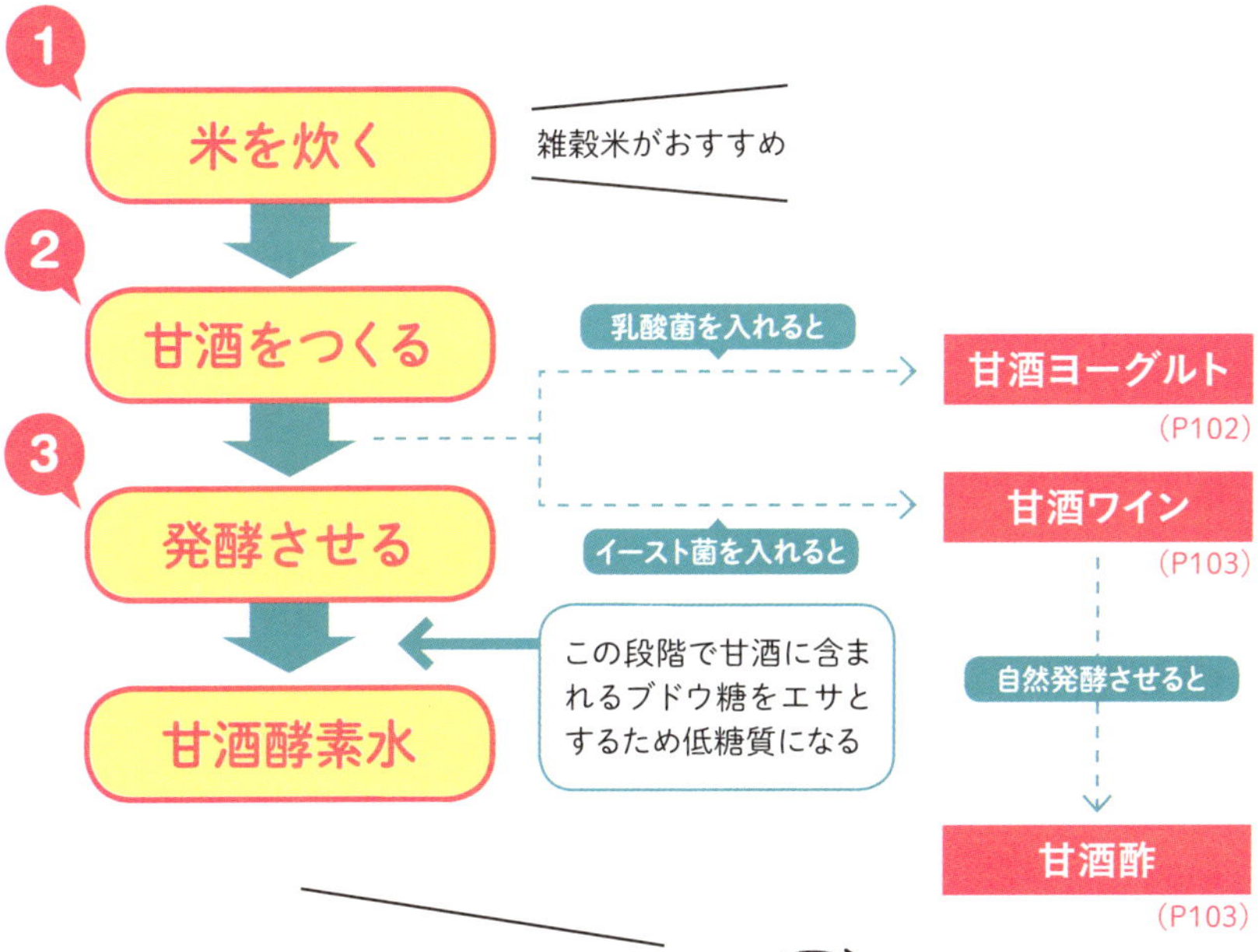

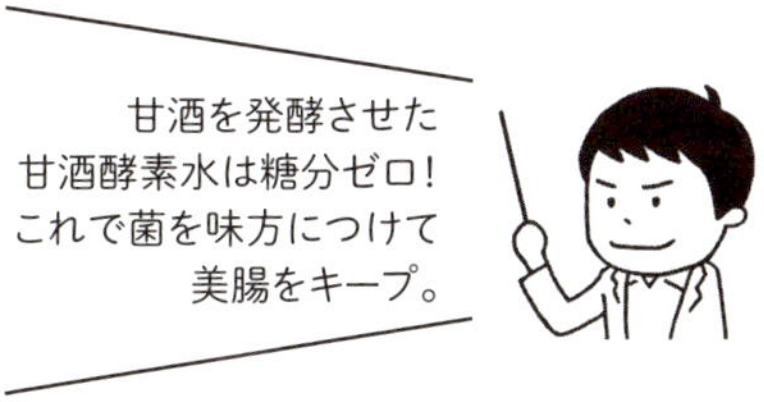
甘酒を発酵させた
甘酒酵素水は糖分ゼロ！
これで菌を味方につけて
美腸をキープ。

甘酒の作り方

材　料

炊いた雑穀米……2合分
麹……200g
水……1ℓ

作り方

①ミキサーに左の材料を入れて、粒がなくなるまで回す。
②なめらかになったらヨーグルトメーカーに移し替え、50 ～ 60 度で8時間保温する。
※炊飯器やIHでつくる場合はふきんをかぶせ、フタをあけたまま保温

甘酒ヨーグルトの作り方

材　料

甘酒……300cc
乳酸菌……3g

作り方

①甘酒と乳酸菌をペットボトルに移し、よく混ぜてから軽くフタをして、暖かい部屋で1日半発酵させる。
※ヨーグルトメーカーなら 37 度で 12 時間保温。
②上澄みと沈殿に分かれ、甘みがなくなったらできあがり。

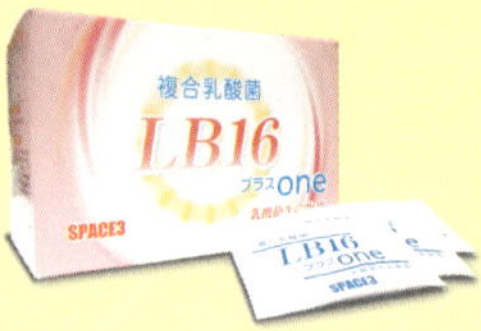

乳酸菌（スペース・スリー）
スーパーで売っているヨーグルト用乳酸菌でも OK。

甘酒ワインの作り方

材　料

甘酒……300cc
ドライイースト……1.5g

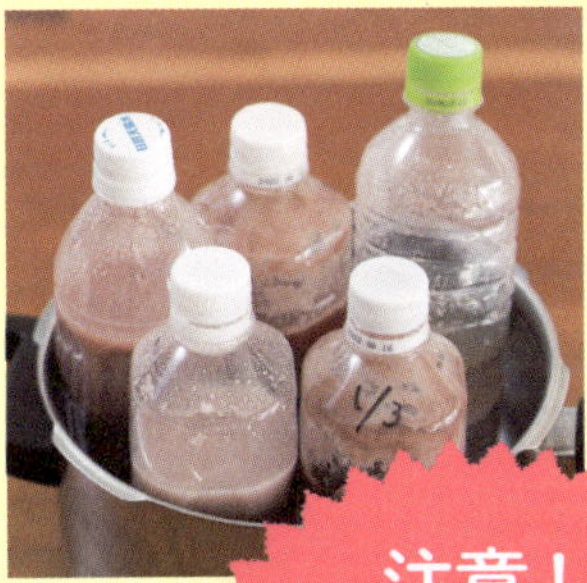

作り方

①甘酒とドライイーストをペットボトルに移し、軽くフタをかぶせて（フタを閉めてはいけない）、暖かい部屋で1日発酵させる。
※あくまでも調理用のワインです。飲んではいけません。

注意！

発酵中にガスが発生するので、フタは閉めずにかぶせるだけにしましょう。フタを閉めて放置すると、破裂する恐れがあります。

甘酒酢の作り方

材　料

甘酒ワイン……300cc

作り方

①甘酒ワインをボウルなど口の広い容器に入れる。
②ホコリなどが入らないようにザルをかぶせ、常温で２日間発酵させる。
③表面に白カビのような薄い膜（酢酸膜）が張ったらペットボトルなどの容器に移して保存する。

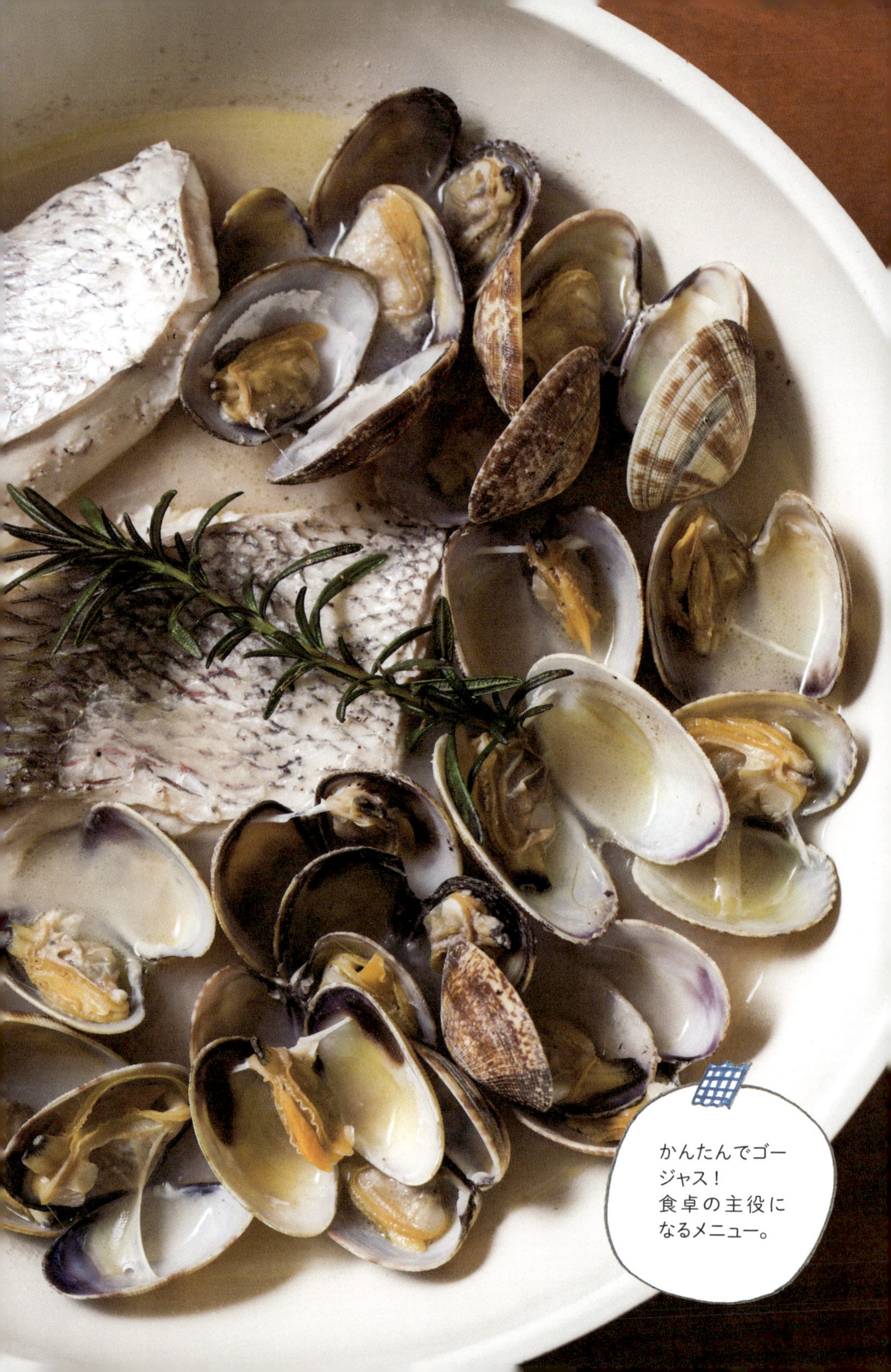

かんたんでゴージャス！
食卓の主役になるメニュー。

RECIPE 2

魚介の甘酒酵素水蒸し

材　料［2人分］

あさり（お好みの貝）……1パック
鯛（お好みの魚）……2切れ
甘酒ワイン……適量
有塩バター……20g

作り方

①鯛をチャック付きの袋に入れ、甘酒ワインに漬けておく（数時間から数日）。
②フライパンに鯛とあさりを並べ、甘酒ワイン、バターを入れて中火にかけ、フタをする。
③貝が開いたら火を止めてでき上がり。

RECIPE 3

カルビ玉子

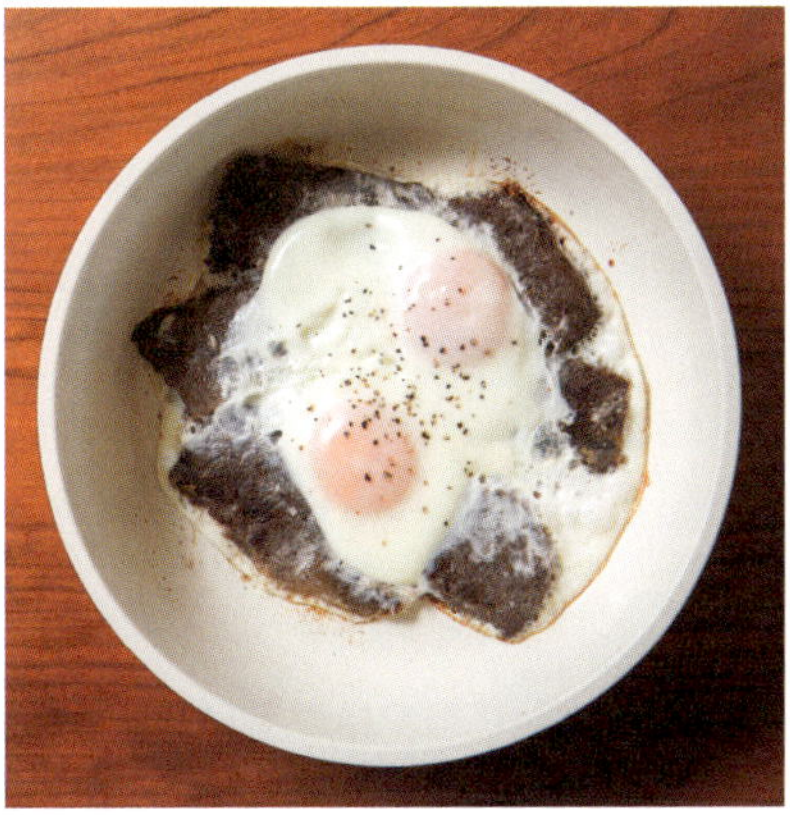

作り方

甘酒酵素水に漬けておいたカルビ肉をフライパンで両面焼き、玉子を落としてフタをする。火を止めて固まるまで蒸す。

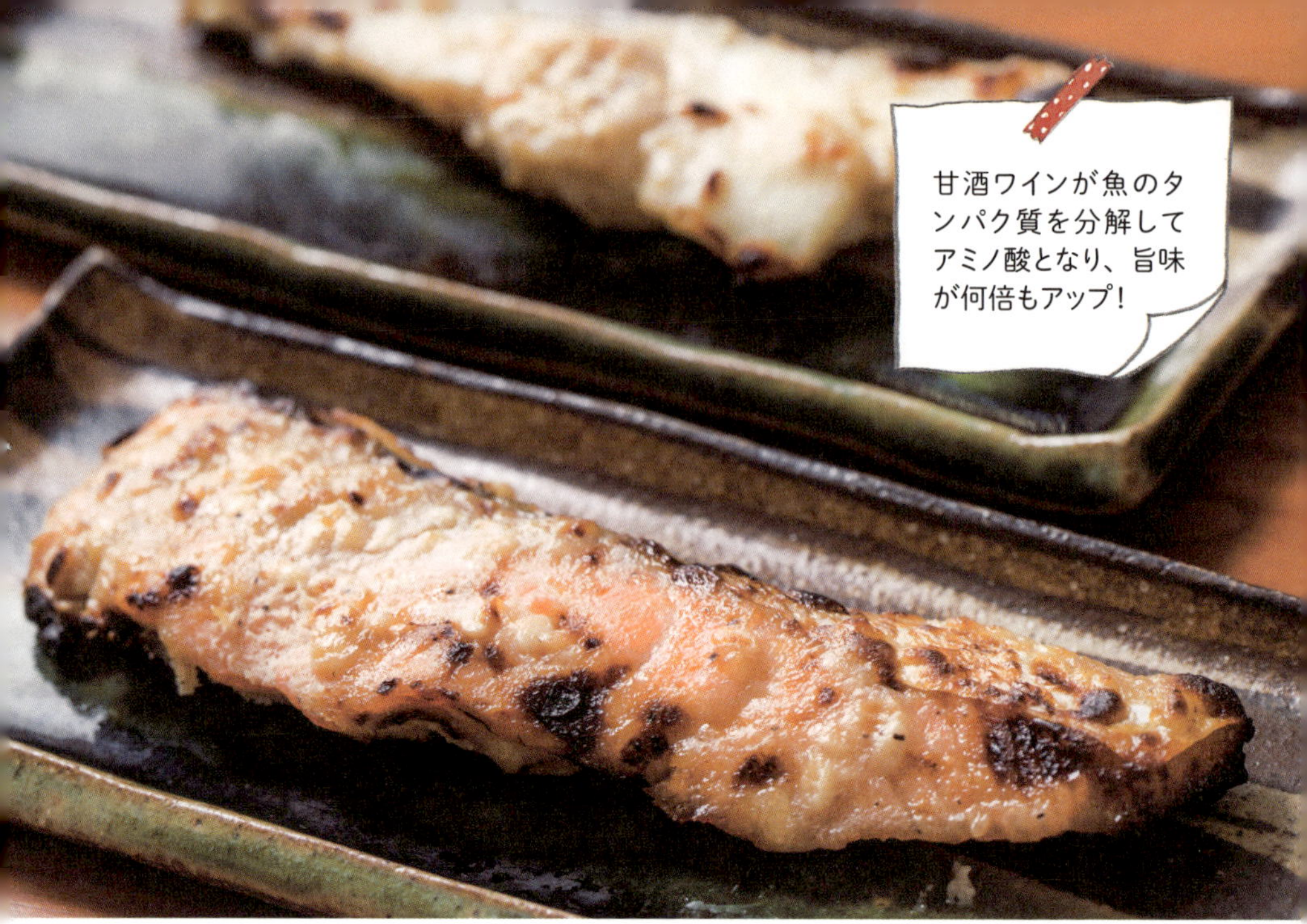
甘酒ワインが魚のタンパク質を分解してアミノ酸となり、旨味が何倍もアップ!

RECIPE 4

自家製味噌の西京焼き

材　料［2人分］

タラ または シャケ切り身……各 2 切
★自家製味噌……大さじ山盛り 4 ～ 5
甘酒ワイン……50cc

作り方

①保存袋に味噌と甘酒ワインと魚の切り身を入れ、よく混ぜ合わせる。
②①を冷蔵庫で半日から数日休ませる。
③グリルで焼く。

POINT

甘酒ワインに肉や魚を漬けておくと2 ～ 3 週間ほど日持ちします。特売のときなどにまとめ買いした食材を漬けておくのもおすすめです。

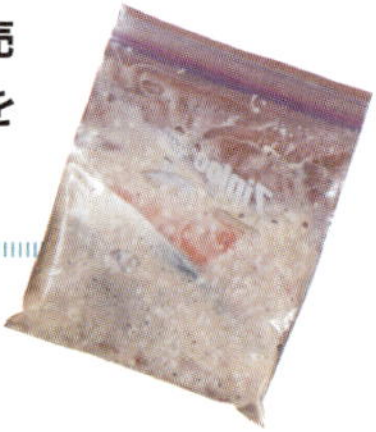

RECIPE 5

自家製味噌をつくってみよう！

材　料［2人分］

大豆（水煮でもOK）……100g
米麹……200g
塩……5 ～ 10g（お好みで調整）
茹で汁……20cc

作り方

①大豆を茹でる。（茹で汁は別の容器に取っておく）
②大豆と塩、米麹、茹で汁をフードプロセッサーに入れ、ペースト状にする。
③ヨーグルトメーカーに移し、50 ～ 60 度で8時間保温する。

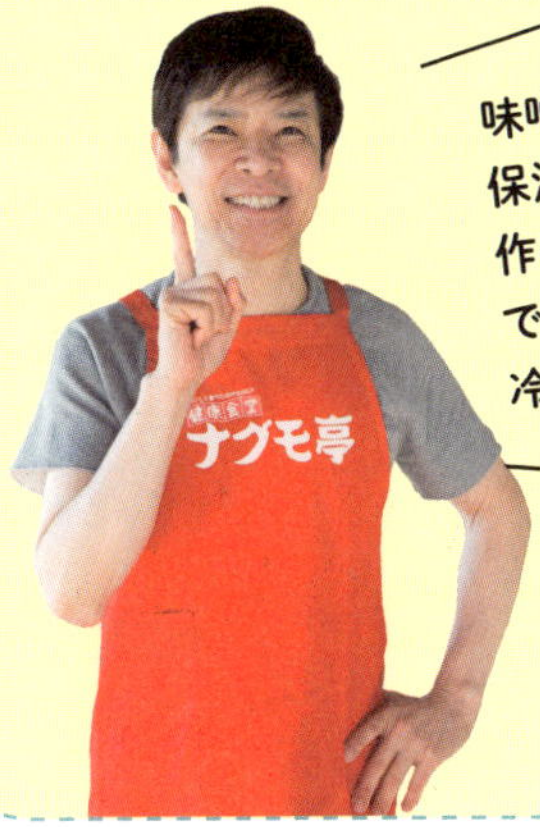

味噌はヨーグルトメーカーなどの保温器でかんたんに作ることができます。できた味噌は冷蔵庫で保存しましょう。

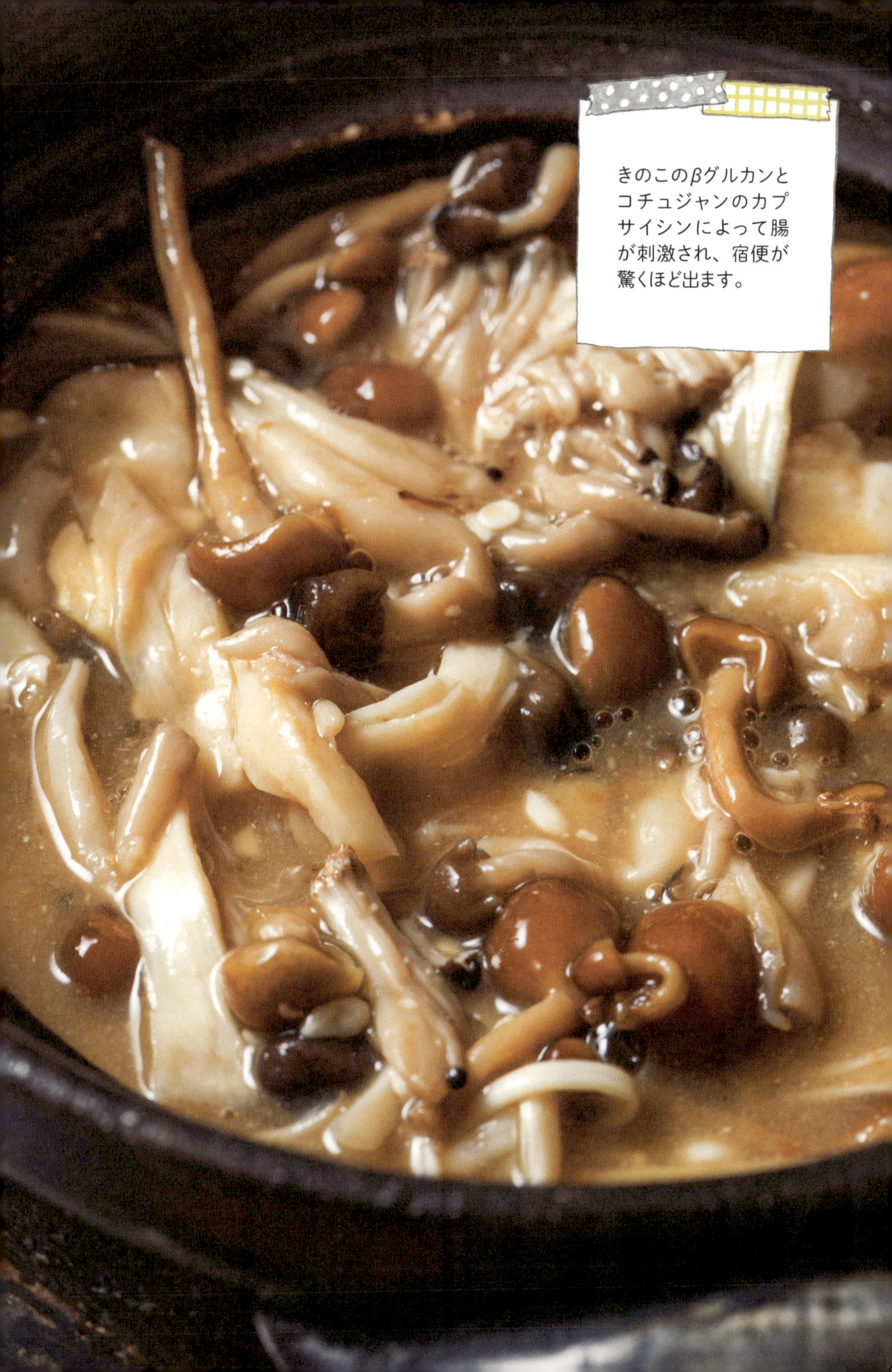

きのこのβグルカンとコチュジャンのカプサイシンによって腸が刺激され、宿便が驚くほど出ます。

RECIPE 6

自家製味噌のデトックス鍋

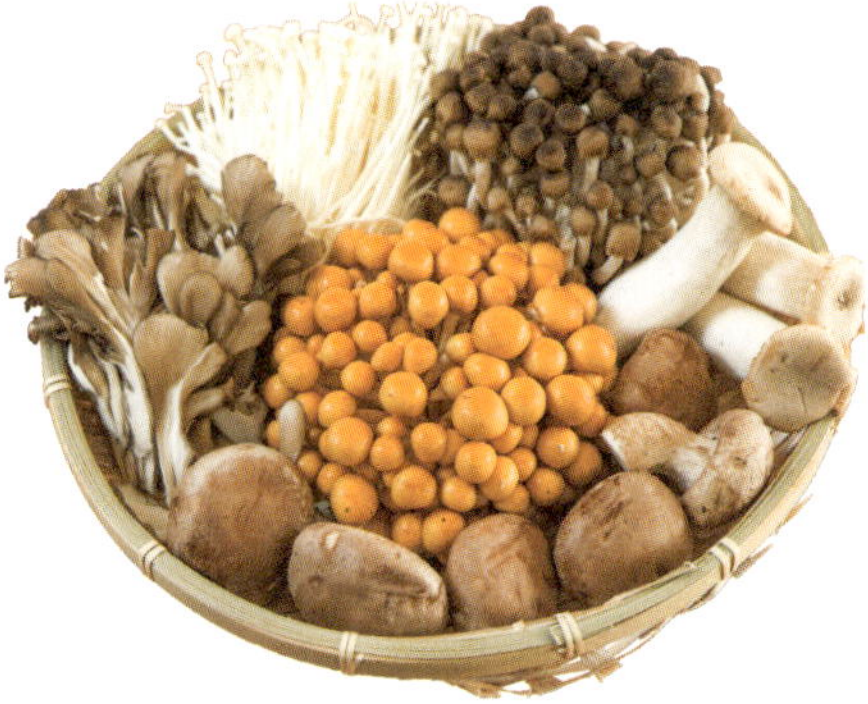

材　料 ［2人分］

きのこ（なめこ、えのき、しいたけ、エリンギ、舞茸など）……各1パック
自家製味噌（P107）……大さじ小盛2杯
ゴボウ茶（ゴボウでもOK）……適量（鍋ひたひた程度の分量）
コチュジャン……小さじ小盛2杯

作り方

①きのこを手で裂いて鍋に入れる。
②ゴボウ茶を入れて火にかける。（なければゴボウ1/2本をささがきにして入れる）。
③自家製味噌を入れる。
④コチュジャンを入れる。
⑤フタをして10分煮たら火を止める。

POINT

なめこに含まれるムチンには殺菌作用があり、老化予防や免疫力アップにも効果あり。なめこがないときは納豆でもOKです。

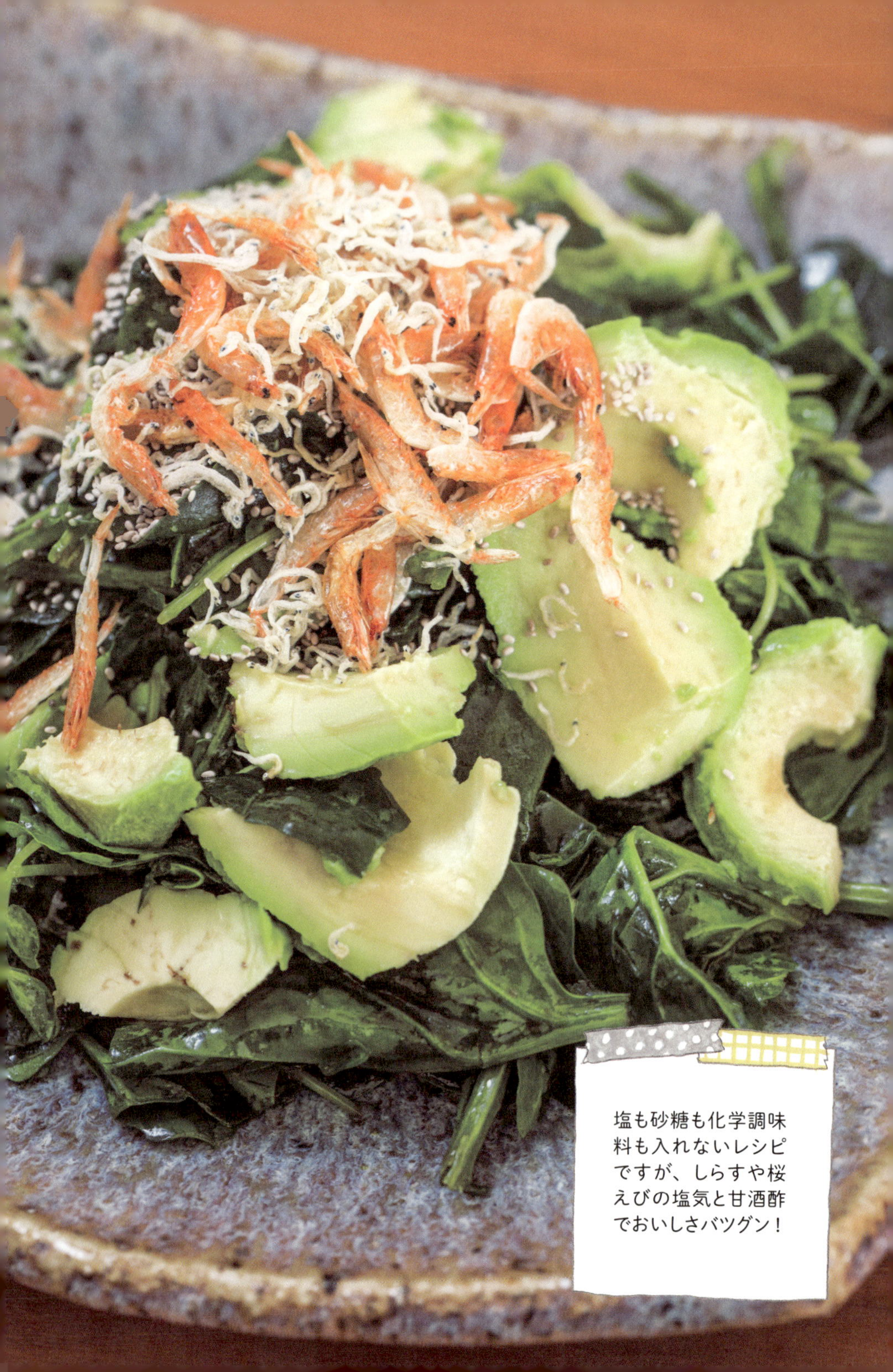

塩も砂糖も化学調味料も入れないレシピですが、しらすや桜えびの塩気と甘酒酢でおいしさバツグン！

RECIPE 7

完全栄養サラダ

材　料［2人分］

サラダホウレンソウ……1束
　または同量のレタス
豆苗……1パック
アボカド……1 個
乾燥桜えび……大さじ 2
釜揚げしらす……大さじ 2
えごま油……適量
甘酒酢（甘酒ヨーグルトでも OK）
　……大さじ4
チアシード……適量

作り方

①乾燥桜えび、釜揚げしらすを香りが立つまで乾煎りする。
②ボウルに手でちぎったサラダホウレンソウと豆苗を入れ、乱切りしたアボカドとチアシード、えごま油と甘酒酢を加えてよく揉む。
③皿に盛って、①をトッピングする。

POINT

釜揚げしらすと桜えびとチアシードは「完全栄養」の代表的な食材。カルシウムやビタミンもたっぷり摂れるレシピです。桜えびは無着色のものを選んでください。

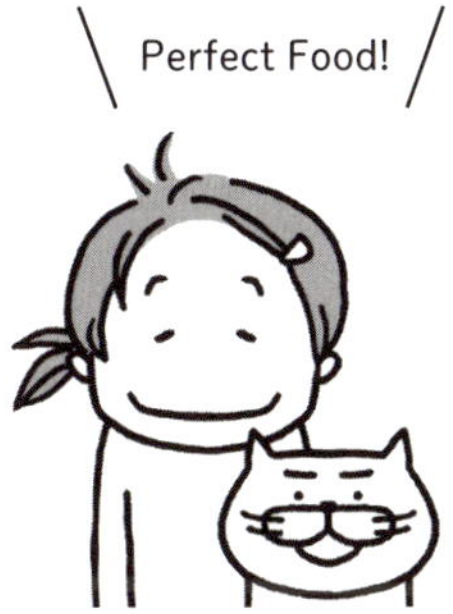
Perfect Food!

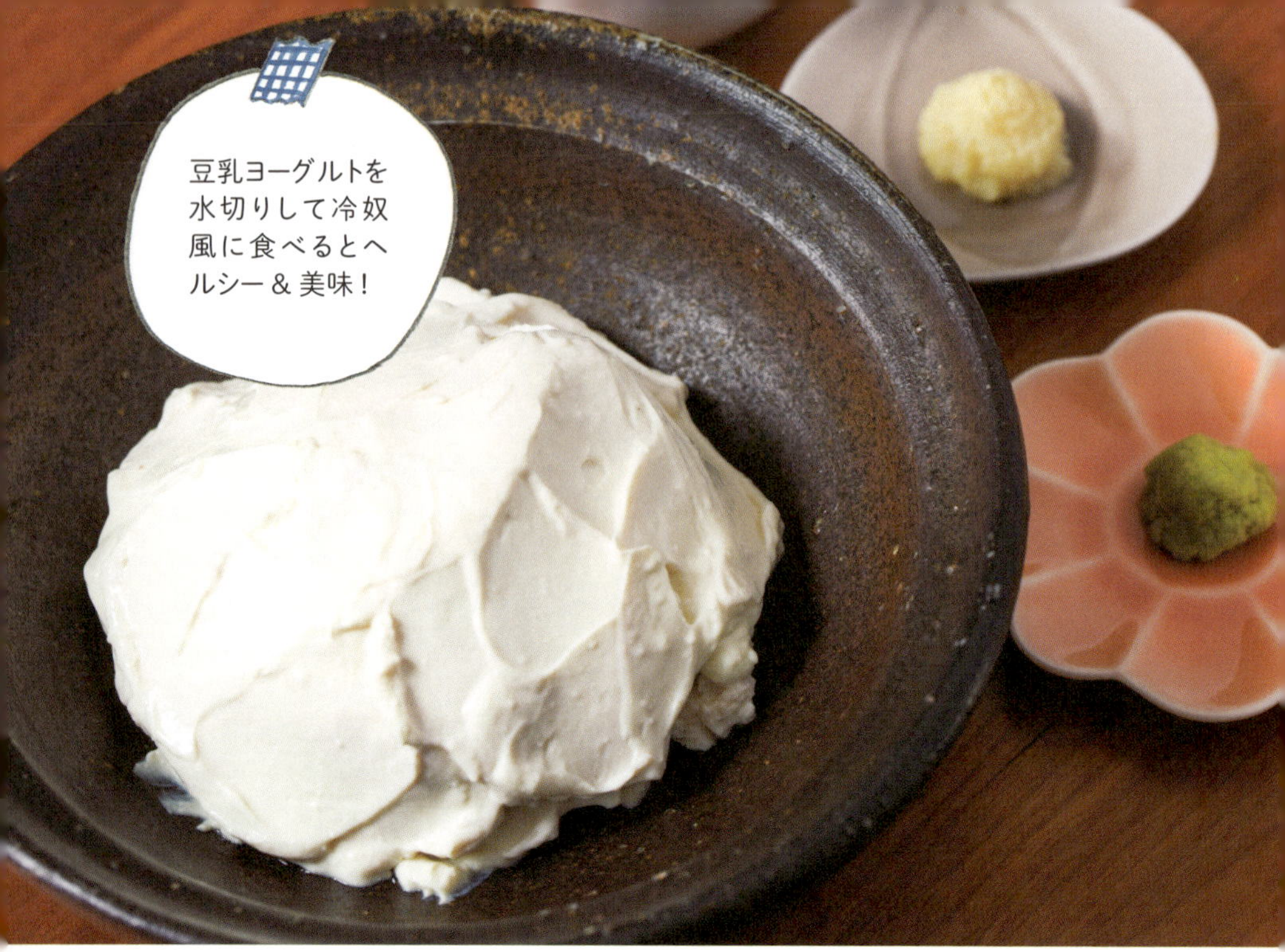
豆乳ヨーグルトを
水切りして冷奴
風に食べるとヘ
ルシー＆美味！

RECIPE 8

豆乳ヨーグルトの冷や奴

材　料［2人分］

無調整豆乳……1000cc
乳酸菌……5g

POINT

豆乳に乳酸菌を入れると豆乳ヨーグルトになり、それを水切りするとチーズ豆腐になります。生きた菌が腸まで届いて免疫力をアップ！

作り方

①ヨーグルトメーカーに左の材料を入れてよく混ぜ、37度で13時間保温する。
②①が固まったら、ふきんを敷いたザルに入れて水切りをする。
③お好みの固さになったらフタ付きの容器に入れて冷蔵庫で保存し、小分けにして食べる。

RECIPE 9

カットフルーツと豆乳ヨーグルトのえごま油かけ

材　料［2人分］

皮つきの果物（キウイ、ブドウ、イチジク、キンカン、ミニトマト、リンゴ、ナシなどなんでもよい）……適量
自家製豆乳ヨーグルト……適量
チアシード……適量
えごま油……適量

作り方

①チアシードを水に浸して5分間かき混ぜ、ジュレ状にしておく。
②よく洗った果物を皮付きのままカットする。
③②と豆乳ヨーグルトを皿に盛り、①とえごま油をかける。

POINT

チアシードは完全栄養。高ポリフェノール、オメガ3のスーパーフードです。色の白いものを選んでください。

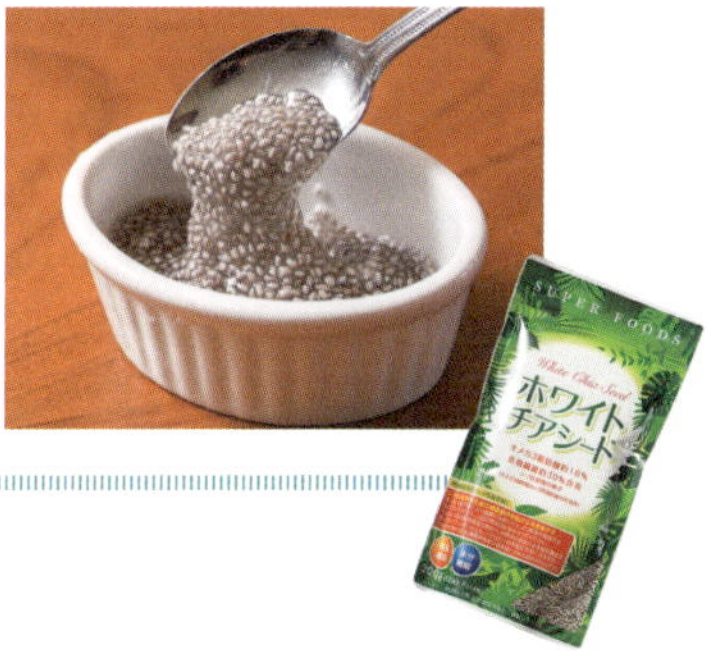

チアシード（アルフレッサヘルスケア）

皮をむいた果物は果糖なので万病のもとですが、皮ごと食べれば高ポリフェノールの健康食です。

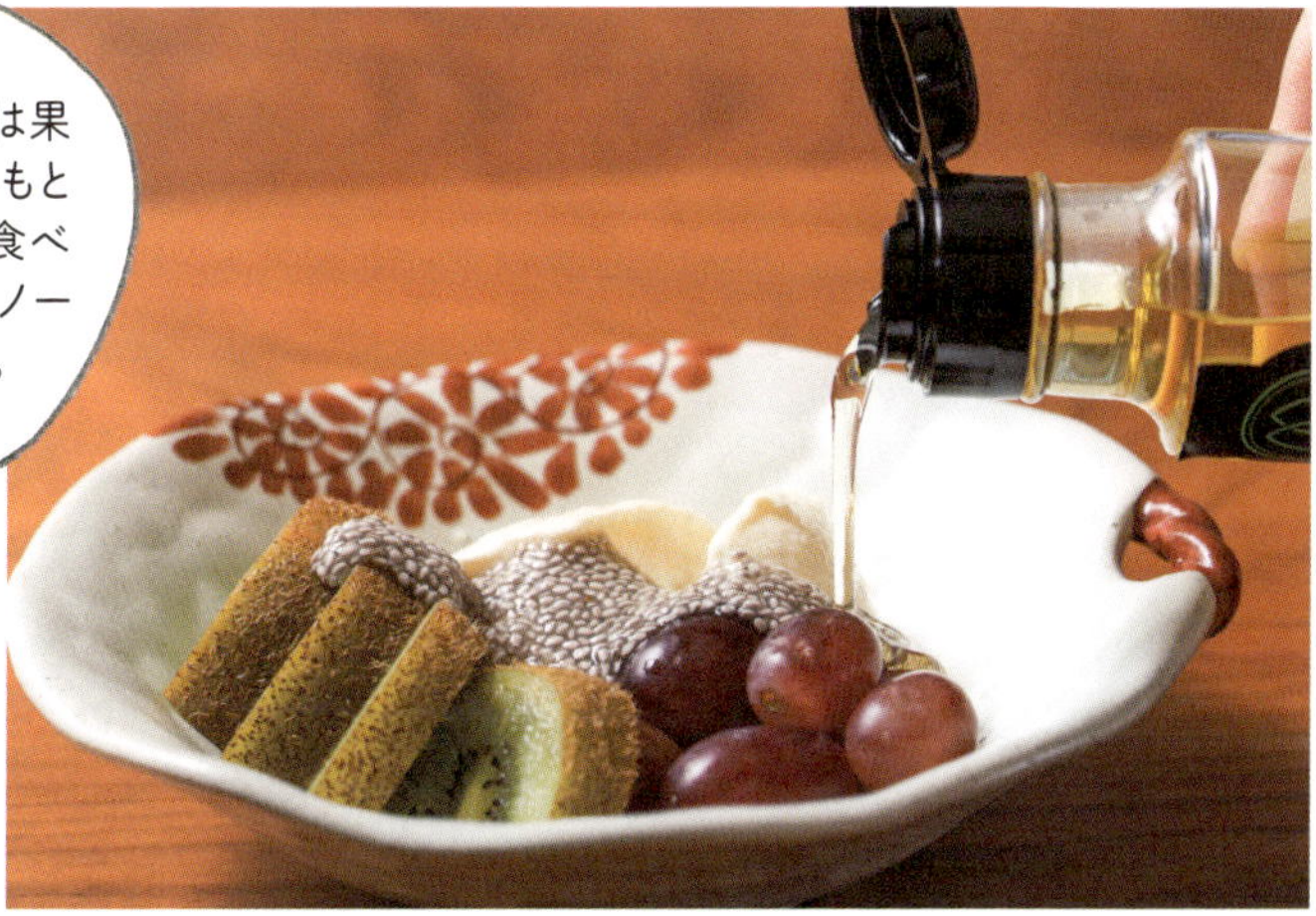

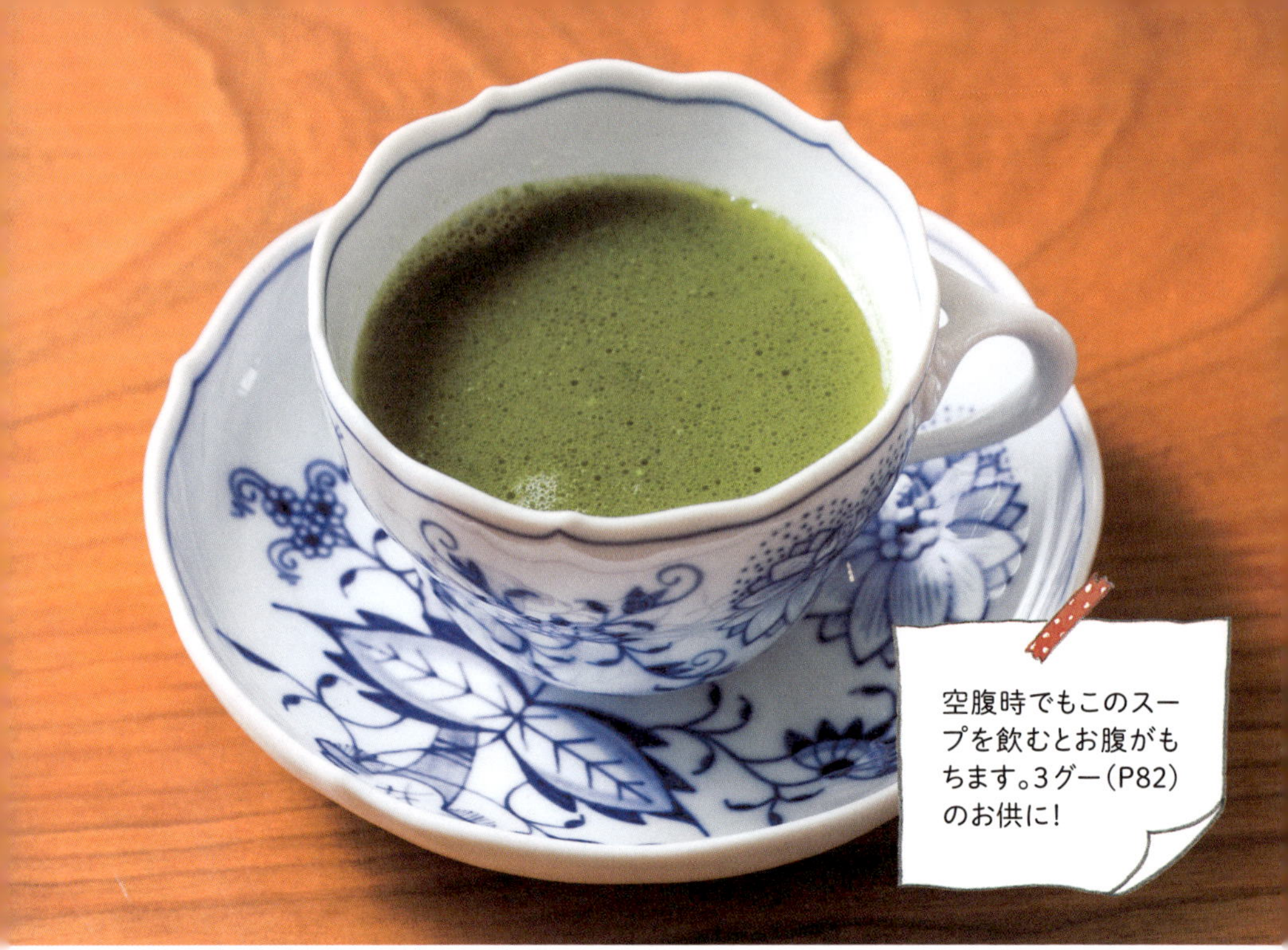

空腹時でもこのスープを飲むとお腹がもちます。3グー（P82）のお供に！

RECIPE 10

青汁スープ

材　料［2人分］

たもぎ茸の力……1パック
粉末青汁……1包
甘酒ヨーグルト……適量
塩こしょう……少々

作り方

①カップにすべての材料を入れ、電子レンジで 60 度程度に温める。

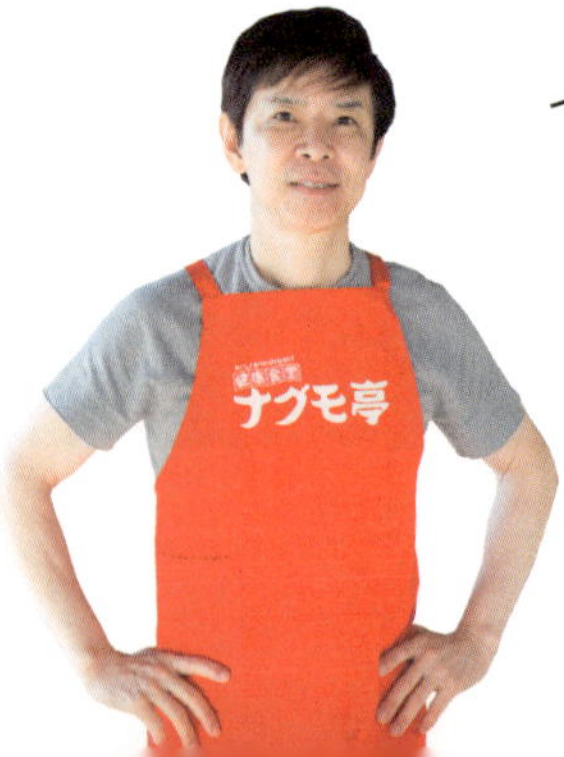

免疫パワーのあるたもぎ茸スープと野菜不足のときに便利な粉末青汁を合わせたスープです。
料理をつくるのが面倒なときも、この一杯で力が出ますよ。

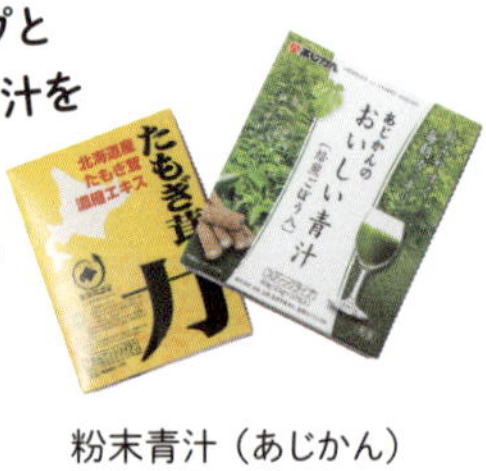

粉末青汁（あじかん）
たもぎ茸の力（アルフレッサヘルスケア）

南雲式料理　5つのコツ

**普通の料理は手間がかかる割に、
おいしさばかり追求するため病気になるのです。
医食同源の精神に立ち返り、体にいいことが絶対条件です。
私の料理は、家族やお客様とおしゃべりしながらつくれる
くらいかんたんで、しかも翌日、体の調子がよくなるほど
速効性があります。**

買い物は当日！　新鮮な食材を使う

買い置きはせずに、料理する分量をその日に買って、
食材が新鮮なうちに使います。
食べ残しは捨てることにすれば、次から余計な材料は買わなくなります

「完全栄養」を意識する

野菜は皮ごと葉ごと根っこごと、魚も皮ごと骨ごと頭ごと、
穀物は全粒ですべて「まるごと」いただきましょう。

味付けは最小限に

わが家には化学調味料はもちろん、塩や砂糖もありません。
甘酒酵素水に含まれる酵素の力で素材の持ち味を引き出しましょう。

包丁より手を優先する

葉物野菜は手でちぎり、きのこ類も手でさいて使います。
そのほうが味がしみて、片付けの手間が省けます。

自家製発酵食品をつくる

甘酒酵素水、味噌、ヨーグルト、豆腐は自分でつくります。
余計なものが入っておらず、安心して食べられます。

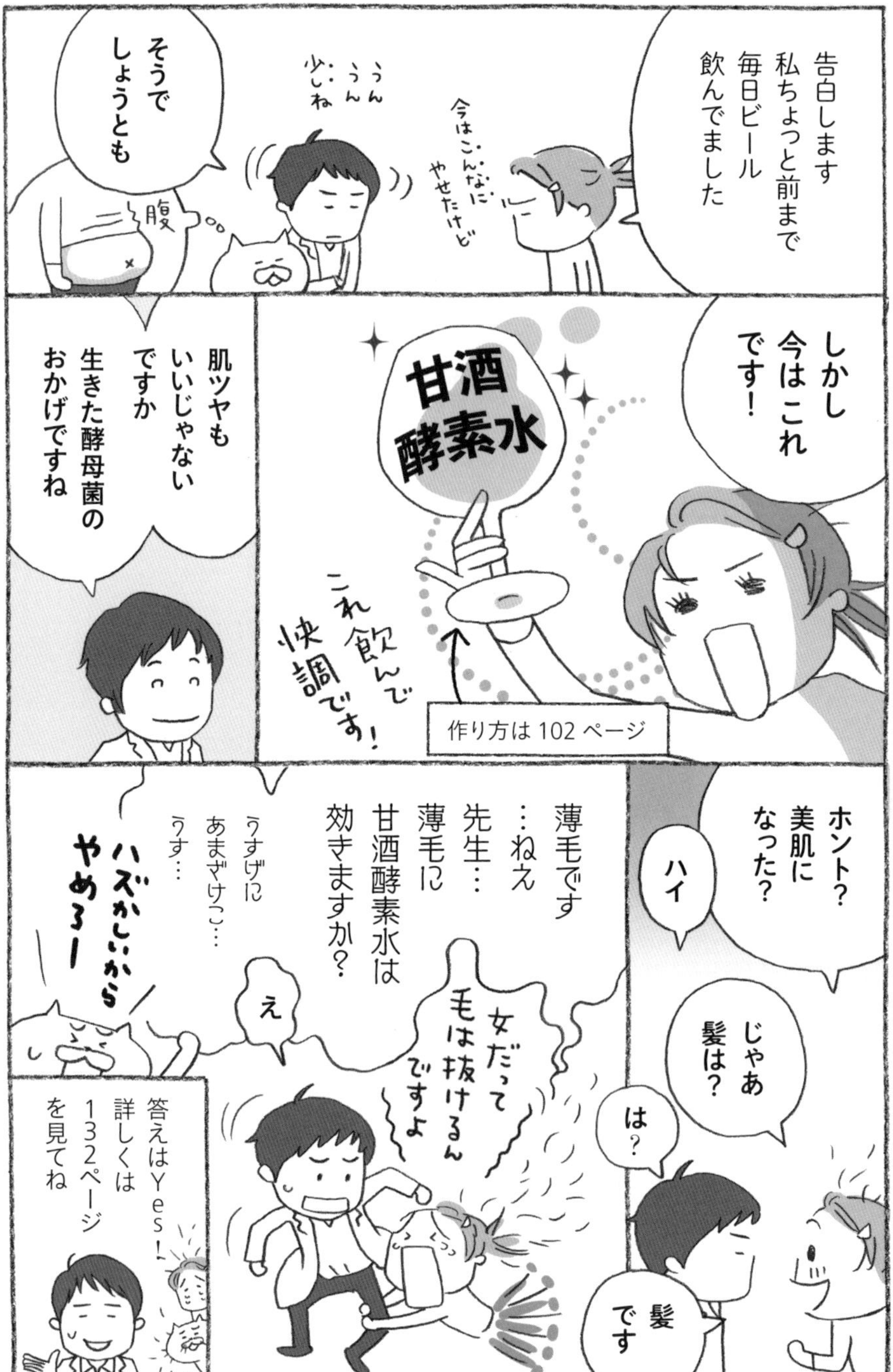
告白します
私ちょっと前まで
毎日ビール
飲んでました
今はこんなにやせたけど
うん うん… 少しね
そうでしょうとも
腹
しかし
今はこれ
です！
甘酒酵素水
これ飲んで快調です！
作り方は 102 ページ
肌ツヤも
いいじゃない
ですか
生きた酵母菌の
おかげですね
ホント？
美肌に
なった？
ハイ
じゃあ
髪は？
は？
髪
です
薄毛です
…ねえ
先生…
薄毛に
甘酒酵素水は
効きますか？
え
女だって
毛は抜けるん
ですよ
うすげに
あまずけっこ…
うす…
ハズかしいから
やめろー
答えはYes！
詳しくは
132ページ
を見てね

※注意……甘酒ワインは調理用です。飲み物としてつくると酒税法違反になります。

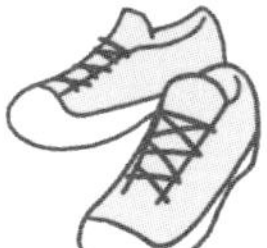

実践

気持ちはロッキー!
寝る前の10分運動

筋トレもまた体内環境を整えるカギ。
わずか10分のトレーニングで血行や代謝を促し、
体の力を維持することができます。
そして、何が起こるかわからないこの時代。
ロッキーのように、着々と体の力をつけましょう。

老いた体ではわが身を守れない

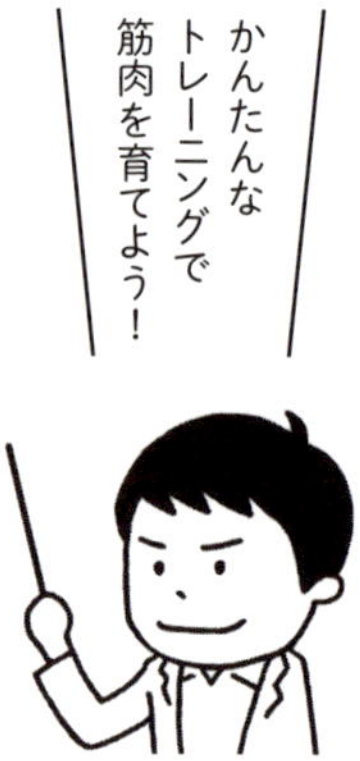

かつての私は、健康になるために特別な運動は必要ないと考えていました。日常生活の中で体を動かすだけで有酸素運動になるのだから、十分だと思っていたのです。もちろん、エスカレーターを使うより階段を上る、タクシーよりも電車やバスに乗る、ロボット掃除機より自分の手足を使って掃除するというように、日常生活をエクササイズにしてしまう「ノンエクササイズ」を提唱していました。

しかし、今はそれらに加えて、毎日少しの時間でいいから筋力トレーニングをしたほうがいいと思うようになりました。

そのように考えが変わったのは、東日本大震災を経験したからです。震災直後、追いかけてくる津波から必死に逃れた話や、家族を背負って坂道を登った人の話が、いまでも耳を離れません。

もしもいま、自分があの場所にいたら山の上まで逃げられるだろうか、目の前で流されている人を助けてあげられるだろうかと考えると、自信がなかったのです。

天変地異が続く昨今では、いつどこで自分が被災するかわかりません。そんなときわが身を守り、人に手を貸せる人間でありたいと強く思いました。以来、私は寝る前に10分間ほど筋トレを続けています。

筋肉は年齢に関係なく、わずか1カ月のトレーニングで鍛えられます。

ただし1カ月トレーニングを休むと、すぐ元に戻ってしまいます。だから持続が必要なのです。

持続するためには、料理と同じで簡単で速効性がなければいけません。私が考案した「南雲体操」は、毎晩寝る前に布団の上でできるかんたんなメニューばかりですから、ぜひ続けてみてください。

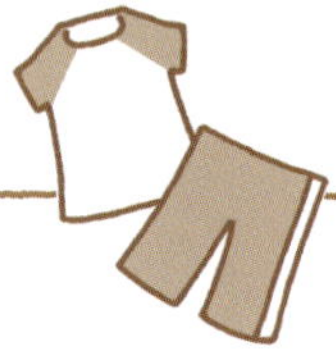

お腹に筋肉をつけて、太りにくい体をつくる

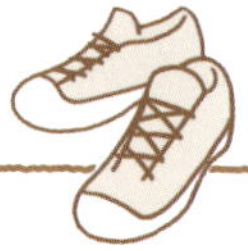

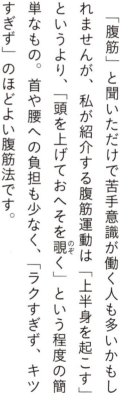

「腹筋」と聞いただけで苦手意識が働く人も多いかもしれませんが、私が紹介する腹筋運動は「上半身を起こす」というより、「頭を上げておへそを覗《のぞ》く」という程度の簡単なもの。首や腰への負担も少なく、「ラクすぎず、キツすぎず」のほどよい腹筋法です。

最初から10回できなくてもOK。無理をせず、「昨日より1回でも多く」という目標を持つこと、そして何より「やめないこと」が大事です。

腹筋運動を続けていくことで、ぽっこりお腹を引き締めるだけでなく、太りにくい体へと変化していきます。姿勢もよくなるので、立ち姿もキレイになりますよ。

また、普段から「電車に乗ったら座らない」を心がけるのも、腹筋と同等の効果を得られる方法です。つり革にも掴まらず、よろけないように両足で踏ん張り、体の中心でバランスをとって立つことで、インナーマッスル*が鍛えられます。

*体の深層部にある筋肉

1

仰向けに寝て、膝を立てる。手を胸の上でクロスさせ、肩甲骨から上を持ち上げる。

ひざを立てる
こぶし１つ分あける
肩甲骨から上は床につけない

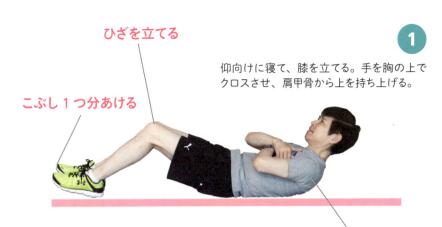

2

「1、2」で頭を上げておヘソを覗き、「3、4」で①の姿勢に戻る。

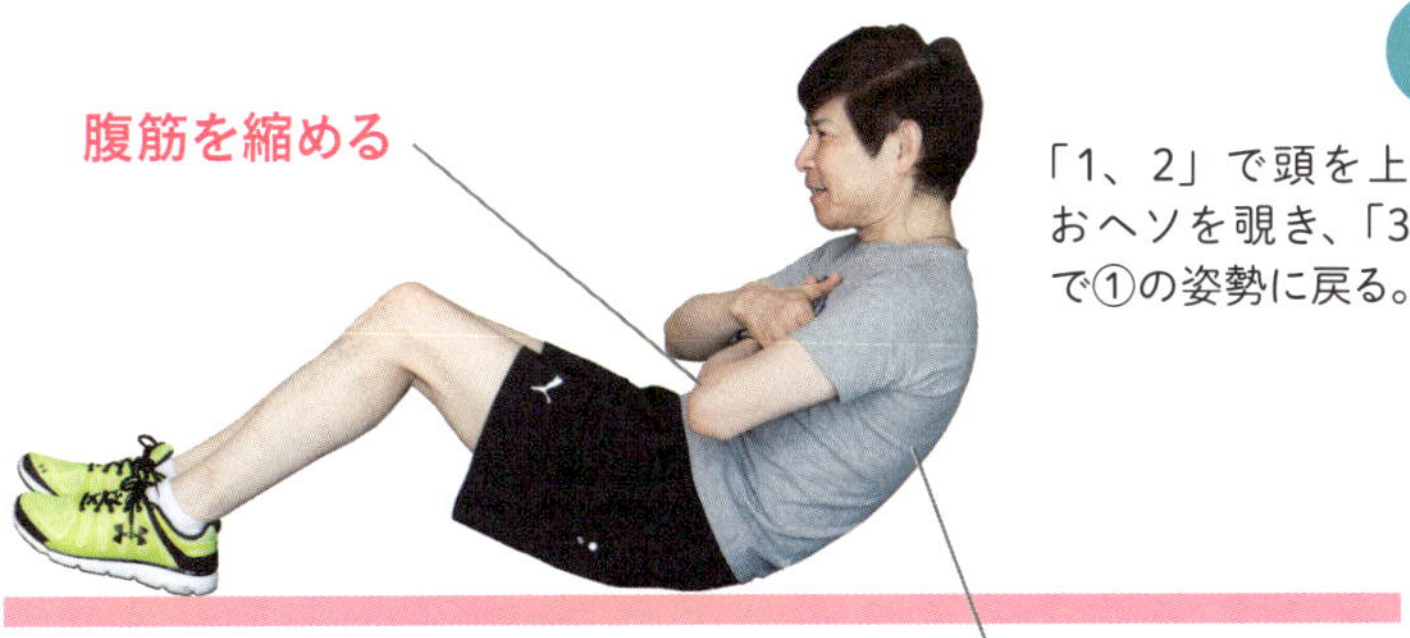
腹筋を縮める
体を丸める

10回

POINT

「息を止めない」ように注意しましょう。声に出して数を数えながら行うと、自然に呼吸できます。

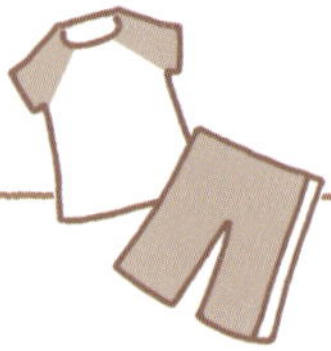

腕、胸、背中、体幹も育てる万能運動

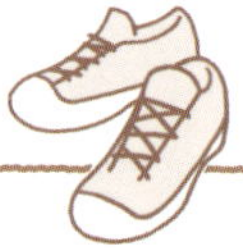

女性にとって腕立て伏せは、もっともきついトレーニングかもしれません。腹筋やスクワットはできても、「腕立て伏せは無理」という人はたくさんいます。

それでもどうかチャレンジしてください。なぜなら腕立て伏せは、腕の筋力がつくだけでなく、大胸筋や背筋、インナーマッスルなど、筋肉や関節を鍛えることができる万能なトレーニングなのです。続けることで、バストアップや二の腕の引き締め効果もありますよ。

この運動は姿勢がとても大事。頭から脚までが一直線になるように意識してください。腕立てができない人は、膝をついたり、立って壁に手をついて行います。このときも腰が反ったり曲がったりせず、一直線になるように注意してください。

また、首をすくめると、肩甲骨が寄るので効果的です。

10回

1

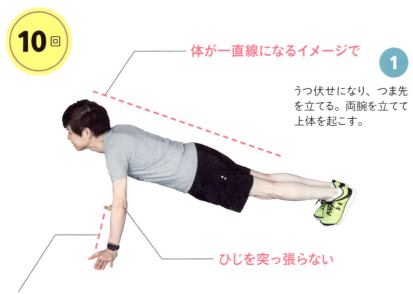

うつ伏せになり、つま先を立てる。両腕を立てて上体を起こす。

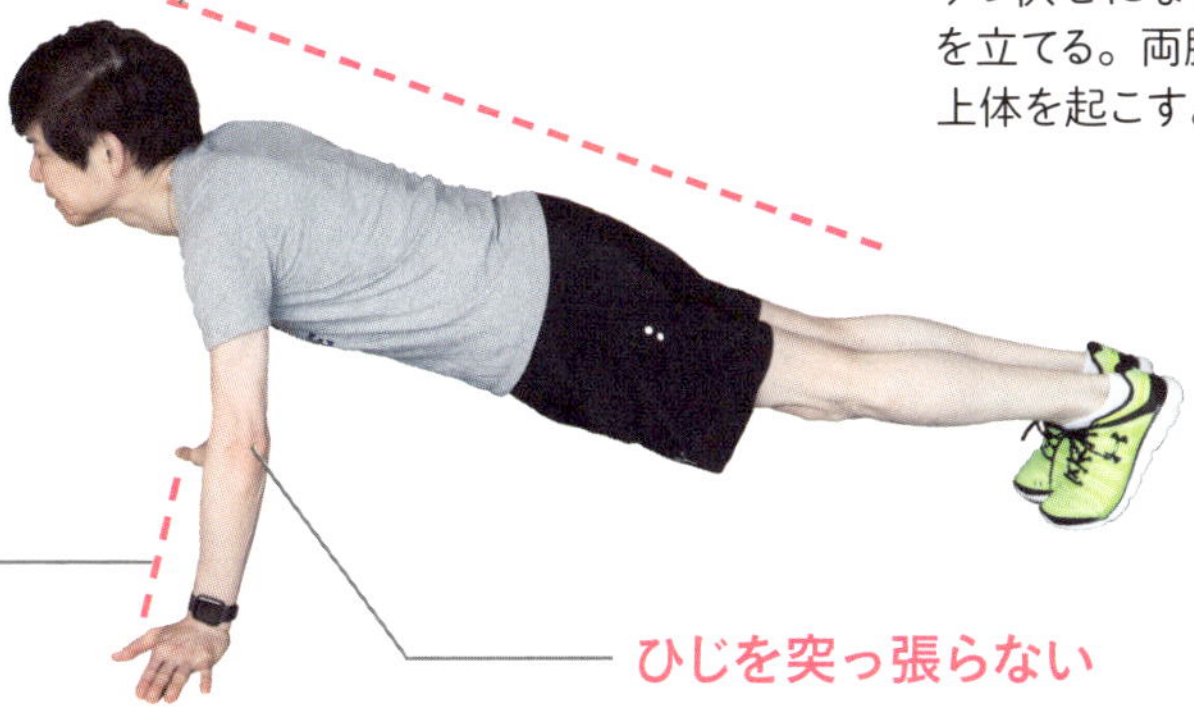
体が一直線になるイメージで
ひじを突っ張らない
手は肩幅より少し広く

2

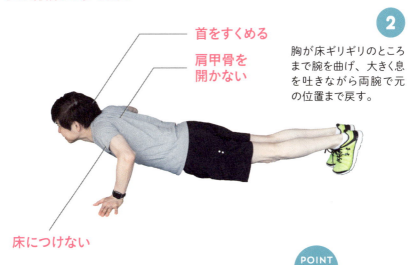

胸が床ギリギリのところまで腕を曲げ、大きく息を吐きながら両腕で元の位置まで戻す。

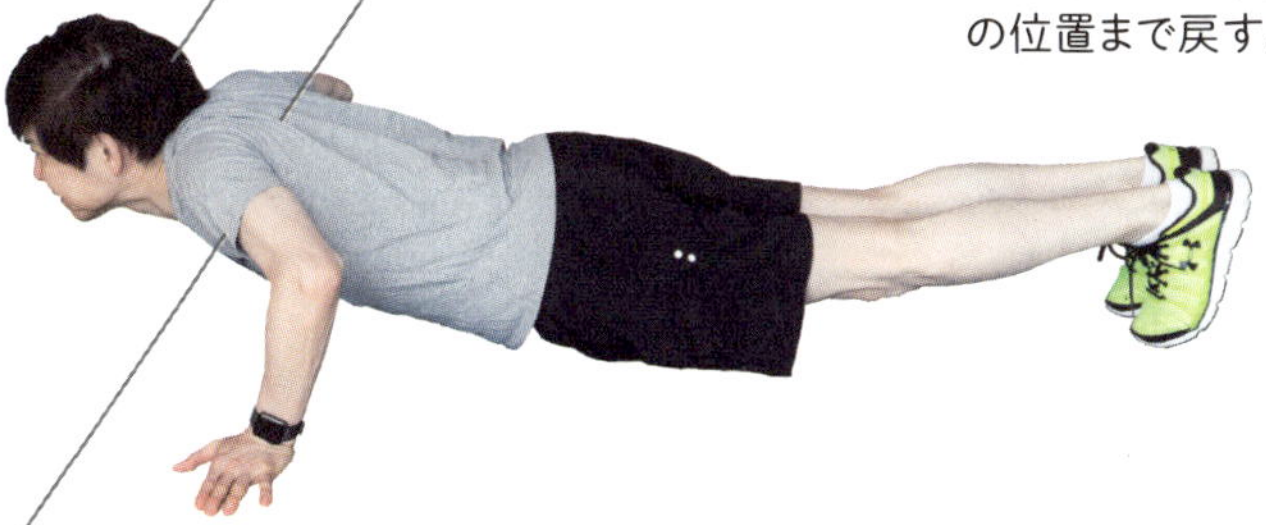
首をすくめる
肩甲骨を
開かない
床につけない

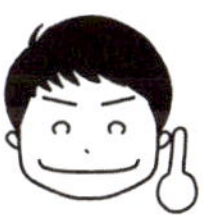

首をすくめると、
肩甲骨が自然に寄ります。

POINT

腕立て伏せができない人は、壁から少し離れて立ち、壁に手をついてやってみましょう。

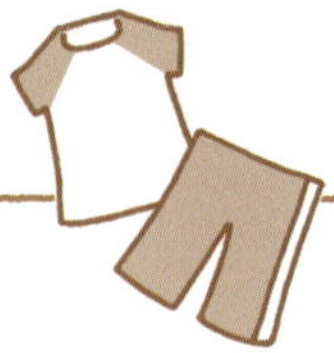

かんたんストレッチで体の状態を知る

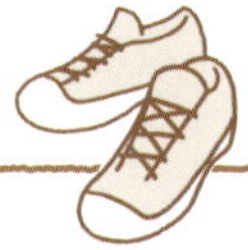

前屈できない人を見ていると、腰を曲げようとしているのですが、股関節が曲がっていません。背骨は竹のようにしなりはするのですが、１８０度曲げることはできません。

そこで、前屈する前にひざと胸をつけて、しっかりしゃがみます。こうすると股関節が「折りたたみナイフ」のように曲がることから、「ジャックナイフストレッチ」と呼ばれています。

同時に、アキレス腱や太ももの後面のハムストリングスを伸ばすことができます。しばらくしゃがんでから膝を伸ばすと、楽に前屈できます。

しかしこの運動、簡単なようですが、いざやってみるとしゃがむことすらできない人もたくさんいます。

あぐらをかいたり和式便所を使わなくなってから、日本人の股関節は硬くなっているようです。

3回

1

足首の後ろを手でつかみ、ひざと胸をつけた姿勢でしゃがむ。

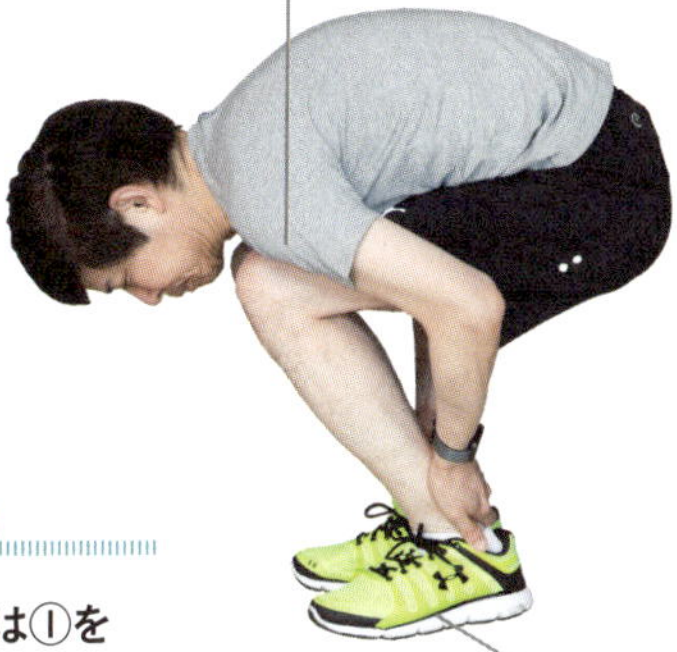
ひざと胸をつける
足の裏を床にピッタリつける

POINT

しゃがめない人は①を椅子に座った状態からスタートしましょう。

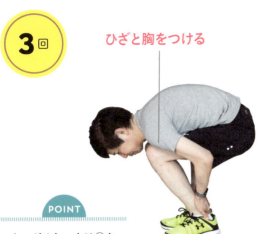

2

次に、足踏みするように膝を交互に伸ばしていきます。膝の前の筋肉に力を入れると、後ろの筋肉が楽に伸びます。

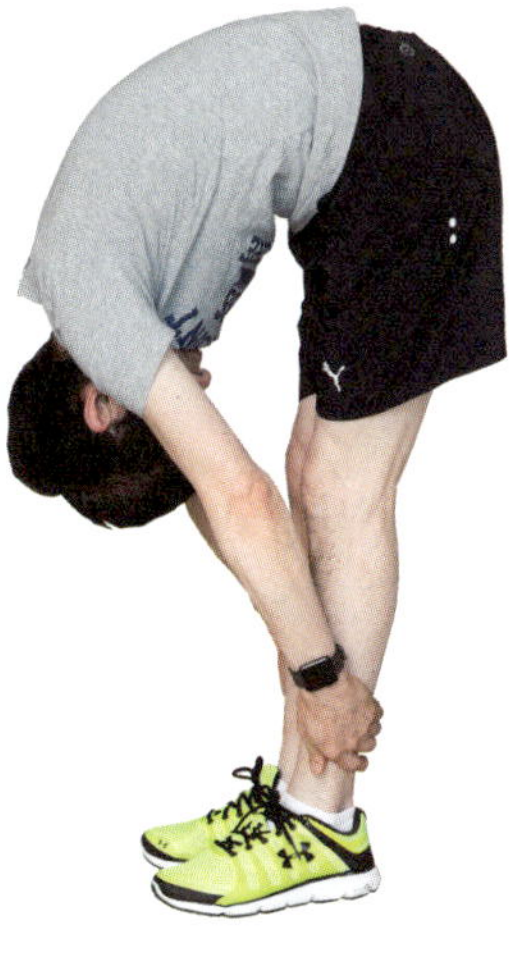
この姿勢で
10秒間キープ！

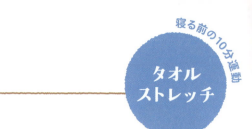

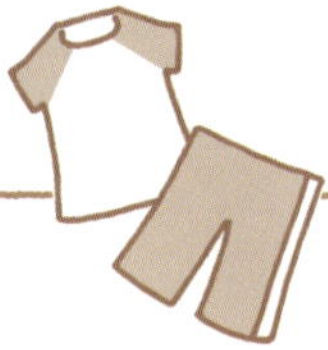

タオルストレッチ

肩関節をやわらかくして、四十肩・五十肩を解消！

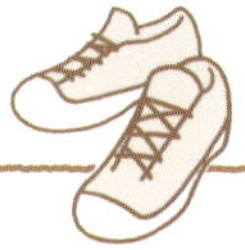

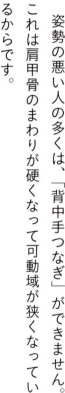

姿勢の悪い人の多くは、「背中手つなぎ」ができません。これは肩甲骨のまわりが硬くなって可動域が狭くなっているからです。

肩甲骨の動きが悪いと、肩関節に負担がかかって、慢性的な肩こりや四十肩・五十肩でつらい思いをすることになります。

タオルストレッチは、そんな方々におすすめの運動です。これを続けることで、硬くなった肩甲骨のまわりの筋肉をほぐし、可動域を広げることができます。背中手つなぎもできるようになりますよ。

短いハンドタオルを背中に回すには、コツがあります。**左のコブシを胸につけて、右手でタオルを左肘の外側に回す**のです。

このあと頭をくぐらせれば、背中回しが簡単にできるようになります。やってみてください。

左右
3回
ずつ

1

ハンドタオルの端を対角線に持って、体の前に押し出す。

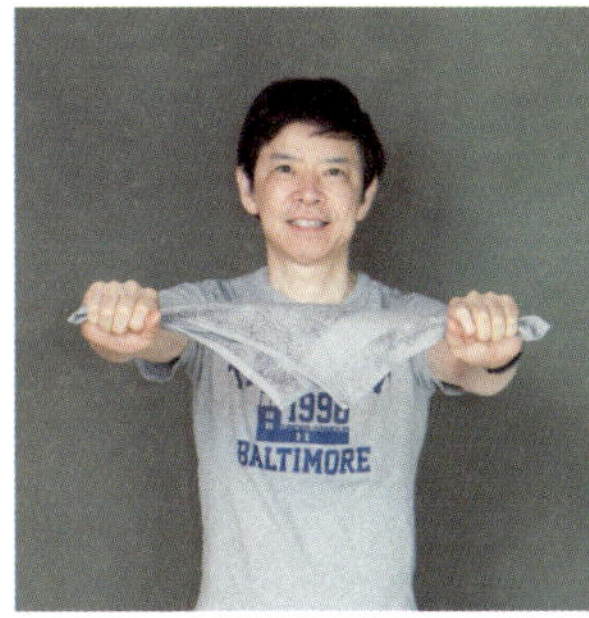

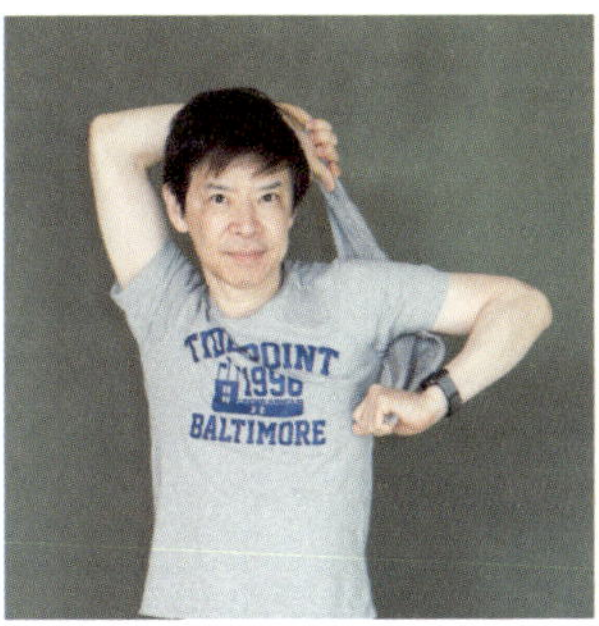

2

両手を離さず、そのまま頭上から後ろに回し、片方は頭の後ろ、片方は腰の後ろへ。（腰の後ろに持ってくるとき、1回ひねる）

3

写真の姿勢になったら、背中をゴシゴシ洗う要領でタオルを上下させる。反対側も同様に。

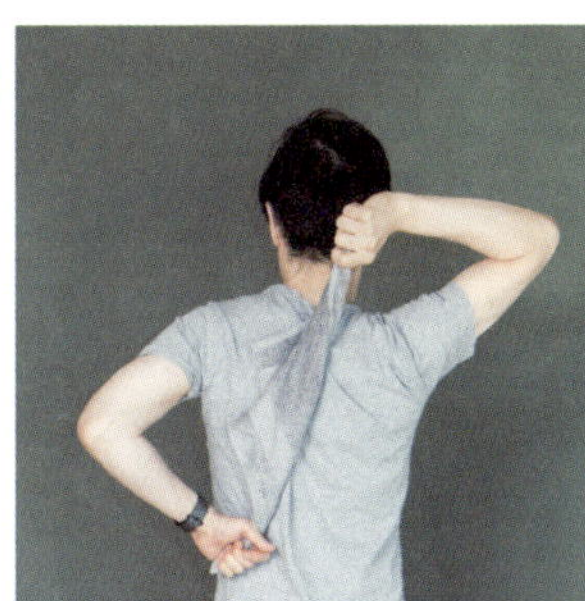

POINT

ハンドタオルがきつい人は、フェイスタオルでチャレンジ！

お悩み解消
コラム

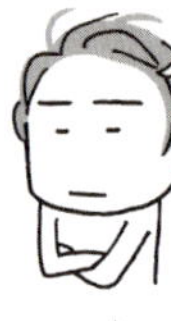

更年期の症状がつらい

心身が揺れるときだからこそ、暮らしにリズムをもとう

更年期障害という言葉があります。女性は50歳を迎えると、卵巣から女性ホルモンが分泌されなくなるので閉経します。その代わりに腎臓の上にある副腎から男性ホルモンであるアンドロゲンが分泌されて、体が「男性化」します。ホルモン環境が変わると脳はあせって混乱して、「自律神経失調症」を起こします。これが更年期障害の正体です。

男性化の症状は、「内臓脂肪が増えてメタボになる」「髪が薄くなる」「声が太くなる」「胸や尻が小さくなる」「シミやシワが増える」などがあります。

自律神経失調症の症状は、

「うつ、イライラ、めまい、物忘れ」「のぼせ、冷え、むくみ」「動悸、息切れ」「不眠、居眠り」などが挙げられます。

こうした症状を改善するためには、生活のリズムを取り戻すことです。

依存症のある「カフェイン」「ニコチン」「糖」「化学調味料」を控えることです。そして毎朝早起きをして朝日を浴びる、散歩をするというのは、暮らしのリズムをつくるためにおすすめの方法です。

朝の光を浴びると体内時計がリセットされ、「日周リズム」が生まれます。幸せホルモンであるセロトニンが分泌され、交感神経がスイッチオンになります。そして夜になると副交感神経が優位になり、睡眠ホルモンのメラトニンが分泌されますので、夕食後はすぐに布団に入って早く寝ましょう。

無理をする必要はありませんが、心穏やかに過ごせる方法をいくつか持っておくことで、更年期を明るく乗り切ることができますよ。

更年期隊長とキレイ隊長の
老化と向き合う時間

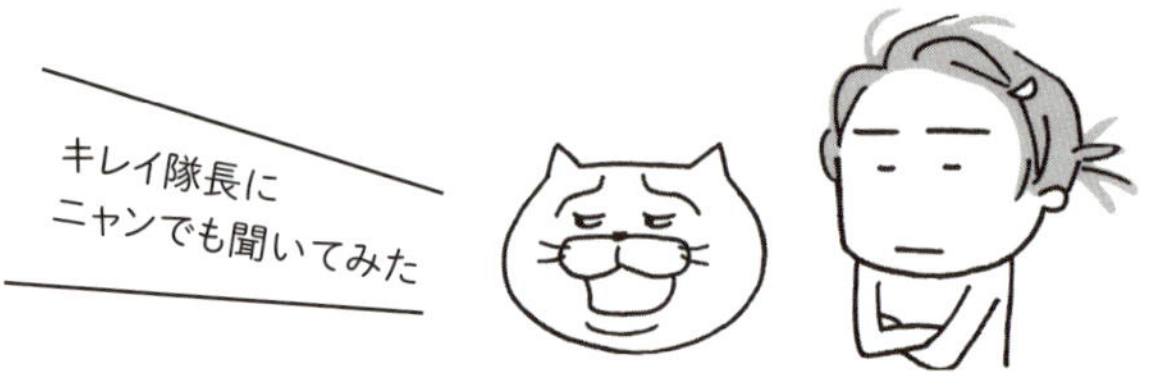

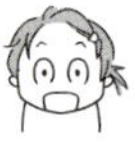

キレイ隊長！ 更年期世代代表として質問します。振り返れば40代に入ってから「あれ、シミができちゃった？」「髪の毛が細くなっちゃった？」という感じで、小さな変化に気づきながらも日々に追われて放置してきました。

そして50歳を過ぎたいま、体重15kgプラス、シミは倍増、頭頂部は地肌が見えて……(泣)。もっと早くから対処すべきだったと反省しています。ここで改めて更年期女性の体の変化について教えてください。

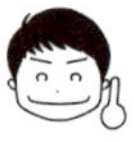

女性は更年期に入ると、女性ホルモンのエストロゲンの分泌がほとんどなくなり、それに代わって副腎から分泌される男性ホルモンのアンドロゲンが体をコントロールするようになります。体が一気に男性化していくのに対して、脳は変化に対応しきれずに、「女性ホルモンをもっと出せ、もっと出せ」と卵巣に命令を出す。けれども卵巣がそれ

に答えることができないという、ねじれ現象が起きてしまっているんです。

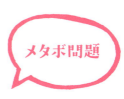

メタボ問題

女性は更年期に入ると、一気にメタボ化しますよね。それはどうしてですか？

閉経前の女性は赤ちゃんを宿す可能性がありますよね。妊娠したら赤ちゃんを体内に収めるスペースが必要ですから、内臓脂肪はあまりつかず、太った場合は皮下脂肪として蓄えられます。

しかし、閉経するともう妊娠しませんので、脂肪は遠慮なく内臓のまわりにつくようになるのです。ですから、閉経したあとも昔と同じように食べていたら、どんどんメタボ化してしまうのですね。

なるほど、閉経前から少しずつ食事量を減らしていく必要があるなんて、知らなかった……。

30代・40代から「1日1食」や「3グー」をやったほうがいいですよ。代謝は20代後半からガクッと下がりますからね。

では、閉経後に髪が細くなったり、抜けたりするのはどうしてなんですか？

薄毛問題

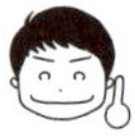

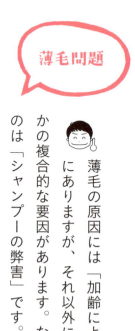

薄毛の原因には「加齢による女性ホルモンの減少」がベースにありますが、それ以外にも睡眠不足や栄養不足などいくつかの複合的な要因があります。なかでも私がもっとも危惧しているのは「シャンプーの弊害」です。

本文にも書きましたが、シャンプーの成分は食器洗い用の合成洗剤とほぼ同じものです。よくテレビＣＭで、お皿についた油を瞬時に落とす場面がありますが、それほど洗浄力の強い化学成分で髪を洗って、頭皮が荒れないわけがありません。

そもそも毛穴の脂は「角栓」と呼ばれる大切なバリアで、ケジラミや細菌を毛根に侵入させないために働く機能なのです。それを強い洗剤で取り除いたら、アレルギー物質が侵入して炎症を起こし、その結果、フケや脱毛が生じるのです。

髪の汚れは石けんで十分に落ちます。私もシャンプーを止めて髪のトラブルがなくなりました。石けんで頭を洗うと最初は少しきしみますが、すぐに潤うようになりますよ。

ところでミサコさん、シミが少し薄くなりましたね。

シミ問題

あ、気づいてくれましたか？　実は私、隊長に言われてから（54ページ）、お化粧を止めたんです。普段はノーメイクです。出かける場所によってはすることもありますが、純石けんだけを使うようにしました。クレンジングも洗顔クリームも止めて、純石けんだけを使うようにしました。

化粧水も使わなくなったので、最初の頃は乾燥して吹き出物も出たんですが、3週間目くらいから部分部分でキメが整ってくると同時にシミが薄くなりました。いままでシミ消し・シミ予防のクリームではまったく効果は出なかったのに、メイクやスキンケアを止めた途端にこんな変化が出るなんてびっくりです。しかも、なんにもしないからとってもラクチン！

それはよかった。いままでやってきたケアを止めるのは勇気がいることですが、まずはやってみて、その方法が自分に合うか確認することはとっても大事です。

加齢臭問題

隊長は手を洗ったあとはペーパータオルで、バスタオルも毎回洗いたてを使うようにすすめていますよね？　では、パジャマやシーツはどうでしょうか？

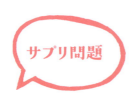

サプリ問題

パジャマはお風呂上がりのキレイな体に着るものだし、シーツだってそれほど汚れるものではないと思うのですが。

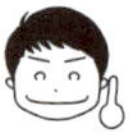

パジャマは毎日着替えましょう。シーツだって3日に1回くらいは洗ったほうがいいですよ。

女性だって加齢臭があるのを知っていますか？　この原因となるのは「ノネナール」という物質で、皮脂に含まれる脂肪酸が分解・酸化することで発生します。

閉経前は女性ホルモンの働きで皮脂の分泌が抑えられていましたが、閉経後は男性ホルモンが活発化します。

つまり、中高年になると女性でも脂が出るし、それだけニオイも出るということです。とくに睡眠中は、体から汗や分泌物がたくさん出るので、一見キレイに見えるパジャマも、実はすごく汚れているんです。それを何日も着ると不潔だし、ニオイも蓄積しますよ。

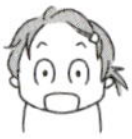

知らなかった……。いまは加齢臭を抑えるサプリもありますよね。そろそろ取り入れたほうがいいのかな？

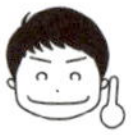

その必要はないでしょう。毎日洗濯して清潔にしていれば解

決する問題です。私はビタミンなどのベーシックなサプリでさえ、中高年全員に必要だとは思いません。

みんな「飲まなきゃいけない」という強迫観念があるようですが、何でも万人に効果が出るものはなく、飲む人によってよい結果を導くものもあれば、逆効果なものもあります。

いちばんいいのは、自分の体で検証すること。サプリを飲み始めて3日以内に体調が悪くなるものは、飲むのを止める。3週間飲んでも効果がなければ、飲むのを止める。次に3ヶ月飲み続けられないなら、飲むのを止める。

このように「3の周期」で、「毒性」「有効性」「持続性」を自分で確認するといいでしょう。これから先も体は刻々と変わります。自分の「快調／不調」に敏感になり、コントロールする技を身につけていきましょう。

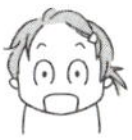

はい、隊長！　私はこれからも元気で若々しく、楽しく年を重ねます。

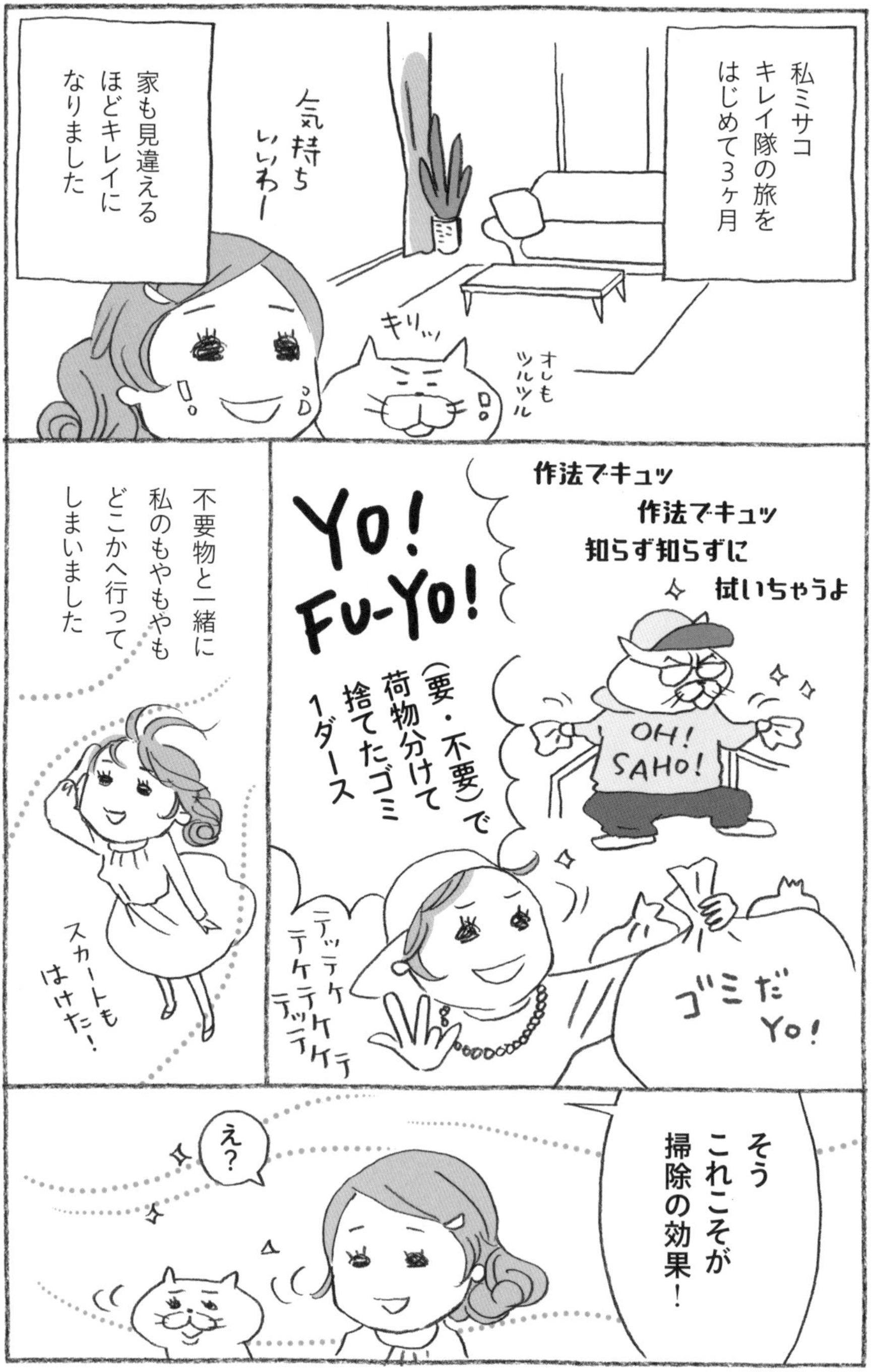

私ミサコ
キレイ隊の旅を
はじめて3ヶ月
気持ちいいわー
家も見違える
ほどキレイに
なりました
キリッ
オレもツルツル
作法でキュッ
作法でキュッ
知らず知らずに
拭いちゃうよ
YO! FU-YO!
(要・不要)で
荷物分けて
捨てたゴミ
1ダース
OH! SAHO!
テッテケ
テケテケ
テッテケ
テケテケ
ゴミだYO!
不要物と一緒に
私のもやもやも
どこかへ行って
しまいました
スカートも
はけた!
そう
これこそが
掃除の効果!
え?

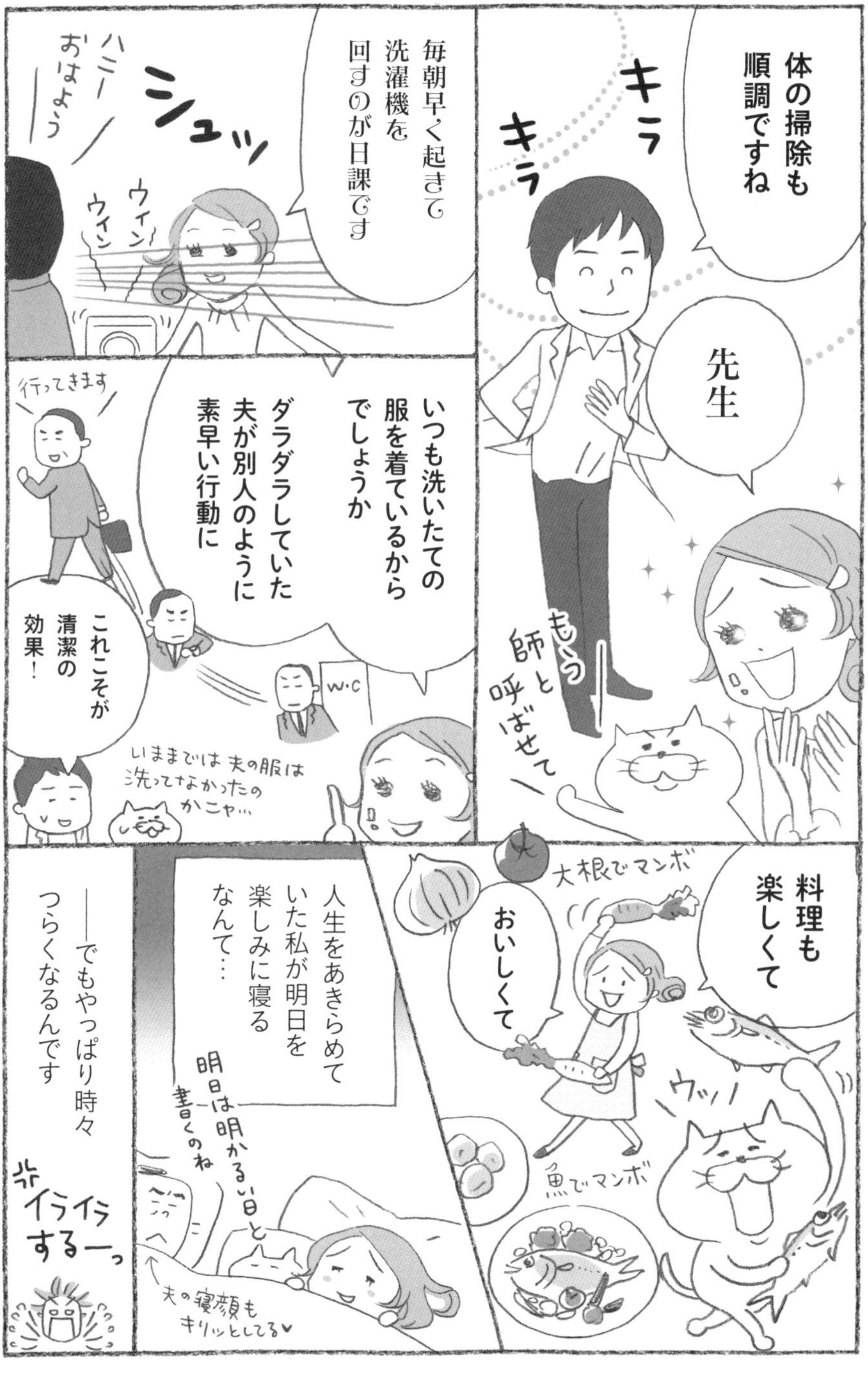
体の掃除も順調ですね
キラ
キラ
先生
もう師と呼ばせて
毎朝早く起きて洗濯機を回すのが日課です
シュッ
ウィン
ウィン
ハニーおはよう
いつも洗いたての服を着ているからでしょうか
ダラダラしていた夫が別人のように素早い行動に
行ってきます
W・C
これこそが清潔の効果！
いままでは夫の服は洗ってなかったのかニャ…
料理も楽しくて
おいしくて
大根でマンボ
魚でマンボ
ウッ
人生をあきらめていた私が明日を楽しみに寝るなんて…
明日は明かるい日と書くのね
夫の寝顔もキリッとしてる
――でもやっぱり時々つらくなるんです
イライラする――っ

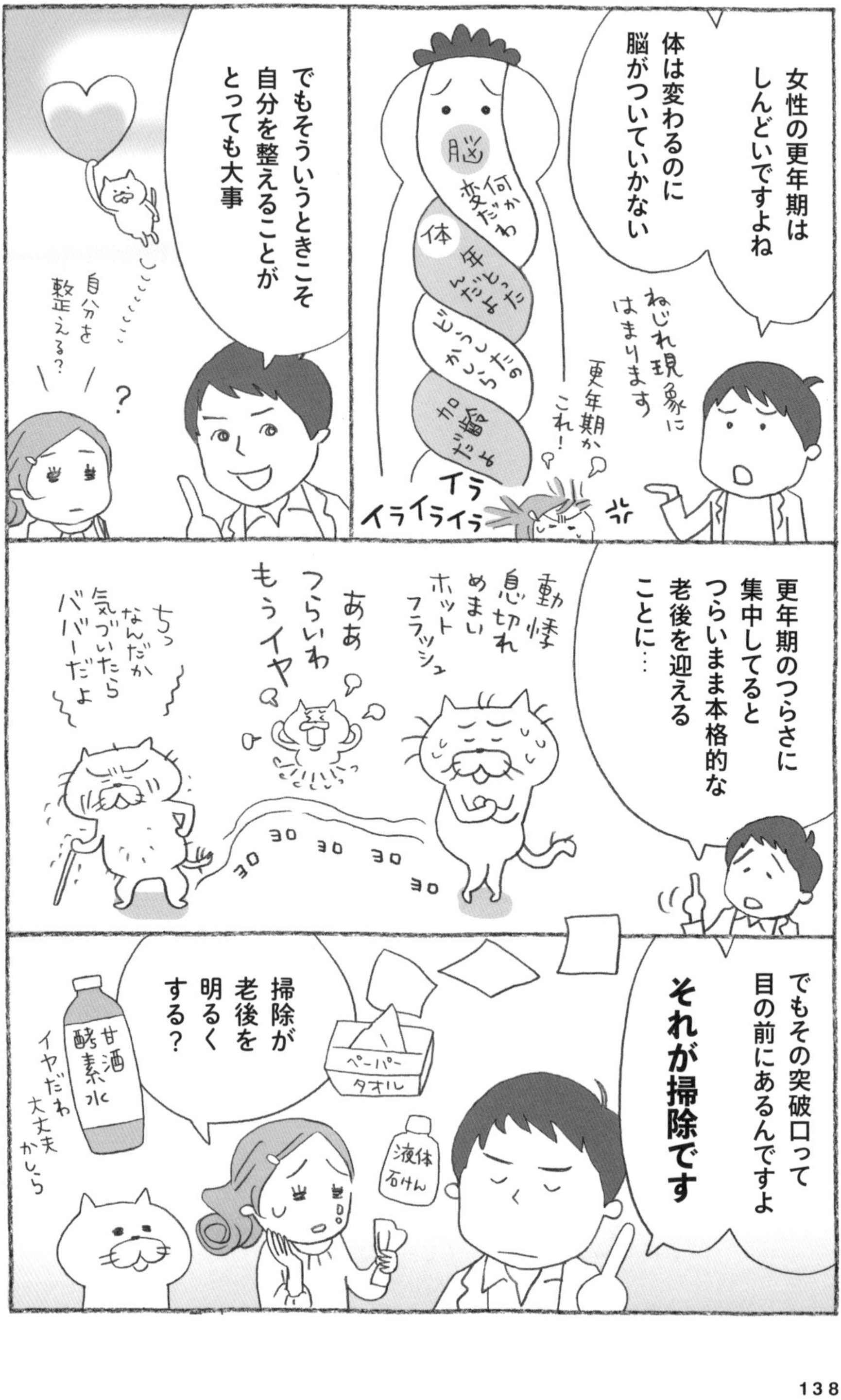
女性の更年期は
しんどいですよね
体は変わるのに
脳がついていかない
ねじれ現象に
はまります
更年期か
これ！
脳
何か変だわ
体
年とったんだよ
どうしてこんなにつらいの
加齢だよ
イラ
イライライラ
でもそういうときこそ
自分を整えることが
とっても大事
自分を
整える？
？
更年期のつらさに
集中してると
つらいまま本格的な
老後を迎える
ことに…
動悸
息切れ
めまい
ホットフラッシュ
ああ
つらいわ
もうイヤ
ちっ
なんだか
気づいたら
ババーだよ
ヨロ ヨロ ヨロ ヨロ ヨロ ヨロ
でもその突破口って
目の前にあるんですよ
それが掃除です
掃除が
老後を
明るく
する？
甘酒
酵素水
イヤだわ
大丈夫
かしら
ペーパー
タオル
液体
石けん

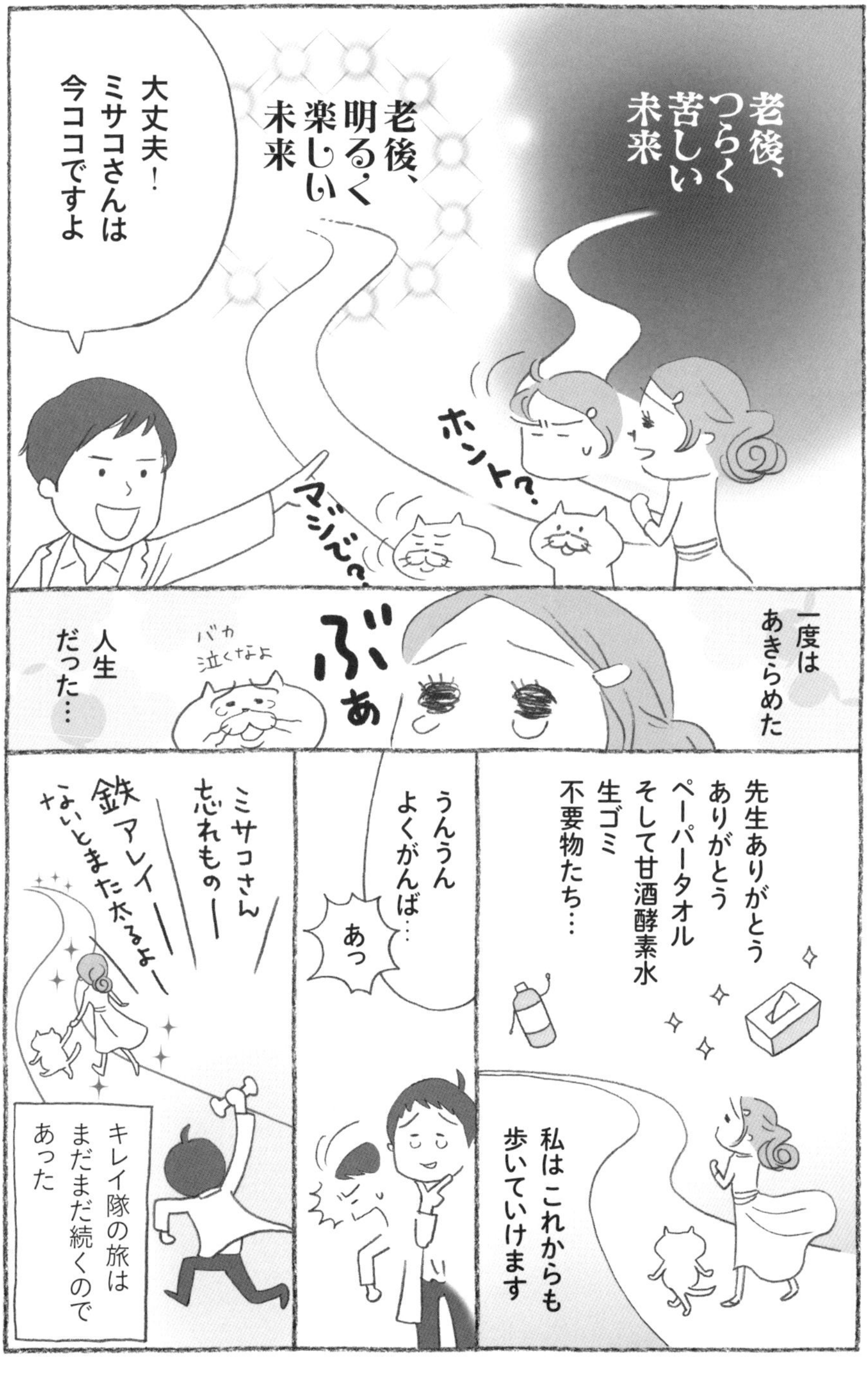
老後、つらく苦しい未来
老後、明るく楽しい未来
大丈夫！ミサコさんは今ココですよ
ホント？
マジで？
一度はあきらめた
ぶあ
バカ泣くなよ
人生だった…
先生ありがとう
ペーパータオル
そして甘酒酵素水
生ゴミ
不要物たち…
私はこれからも歩いていけます
うんうんよくがんば…
あっ
ミサコさん忘れものー
鉄アレイないとまた太るよー
キレイ隊の旅はまだまだ続くのであった

おわりに

私の考える「掃除」とは、「家の中を清潔に保ちましょう」「体内をキレイにして、人間のもつ力を存分に発揮していきましょう」という意味にとどまりません。

もう一つ、「掃除」というキーワードを通して、皆さんにお伝えしたいことがあります。それは「生き方そのものをシンプルに整理してみませんか？」という提案です。

現代は不要なものにあふれていて、そのために体や心を傷めている人がたくさんいます。利益優先の世の中になってしまったために、いろんな不具合が出ているのです。その不具合の積み重ねは、取り返しのつかない病気を招くこともあります。

「がん」はその象徴的なものです。

日本人のがん患者の数は、この30年の間に倍増しました。これほど医療が発達しているのに、がんによる死亡者数も倍増しているのです。

がんの脅威がとどまることを知らないということは、私たちのまわりの環境が、不要なものによってどれほど汚染されているか、ということの指標になるのではないでしょうか。

このような時代だからこそ、自分に不要なものを排除し、必要なものをしっかりと選んで、自分の身を守っていく必要があるのです。これは「家の中の物」や「食べ物」だけの話ではありません。

たとえば、日常の悩みなどもそうです。

小さなことでくよくよしたり、ヒステリーを起こしたりする必要はありません。悩む局面はあると思いますが、それが悩むほどのことかどうかをまず考えましょう。

そして、自分に大切なことであるとわかれば、とことん考えて選択するといいと思います。不要なものが多ければ正しい選択も難しくなります。だから、心の中も整理して、せっせと掃除して、シンプルに生きていきましょう。

なぜ私がこのようなお話をするかというと、私自身も若い頃は「ため込む」タイプだったからです。エゴが強くて、地位もお金も名誉も自分のものにしようと意気込み、常に競争社会の中で人を追い越すことに生きがいを感じていたのです。

損をしたくない、自分のポジションを奪われたくない、人よりおいしいものをたくさん食べたいとも思っていました。

そう思えば思うほど、ストレスも大きくなり、心身ともに疲弊していきました。

欲が過ぎると人間はいろんなものを壊すようにできているんですね。その当時の私は太っていて、いつも右ひざと腰が痛くて腰痛ベルトもはなせませんでした。心臓に負担がかかって、朝からずっと不整脈が続いて、このままじゃ50歳で死んでしまうんじゃないかと怖くなってダイエットを始めたのです。

そして、体がすっきりしていくのとともに、エゴもどこかへ行ってしまいました。エゴがなくなれば、悩みはすーっと消えてなくなるものなのです。

いまの私は、本当に必要なものは限られているとわかるので、多くを持たないようにしています。身軽になると単純明快。シンプルに生きることで、人生は快適なものになると確信しています。そして、今までは自分のことばかり考えて生きてきたから、これから世のため人のために毎日の生活を送りたいと思っています。

その一環として、本書をつくりました。これから更年期に入る方々や、ミサコさんと同年代の方々のガイドブックとして、また独りで生きている男性の方々にも読んでいただき、新たな暮らし方のヒントとして実践してもらい、シンプルライフの第一歩として使ってください。

南雲吉則

ドクター南雲おすすめ商品お問い合わせ先

1
P34・35・60・61　液体石けん・固形石けん

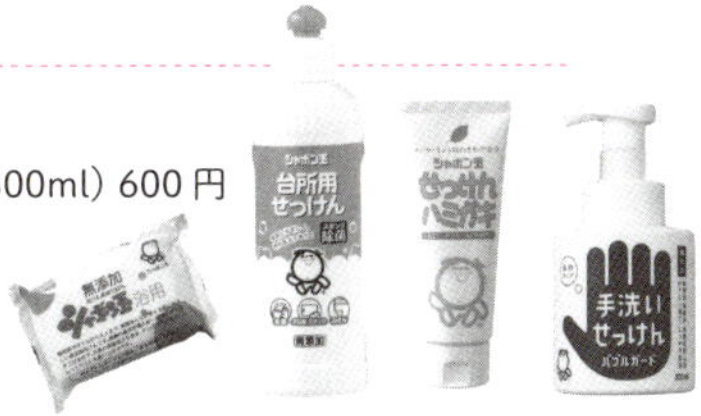

商品名「手洗いせっけん　バブルガード」(300ml) 600 円
商品名「シャボン玉浴用」 (100g)　130 円
商品名「台所用せっけん」 (300mL)　320 円
商品名「せっけんハミガキ」 (140g)　380 円

肌にも環境にも優しい製品が揃う「シャボン玉石けん」。バブルガードはアルコール・抗菌剤・香料・着色料・酸化防止剤・合成界面活性剤不使用。浴用石けんは「石けん成分のみ」にこだわって、香料・着色料・酸化防止剤・合成界面活性剤不使用。1週間～ 10 日という手間暇がかかる、昔ながらの釜炊き製法（ケン化法）で作り上げられ、泡立ちのよさと天然の保湿成分をキープ。さっぱりなのにしっとり感のある洗い上がりが魅力の、ロングセラー商品。

シャボン玉石けん株式会社　TEL 0120-4800-95　https://www.shabon.com

2
P102・112 乳酸菌

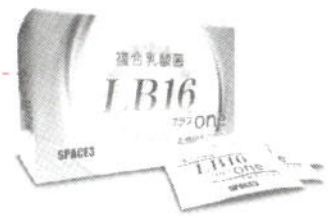

商品名「複合乳酸菌 LB16 プラス one」 (2.5g × 30 包) 7,800 円

ヒト由来の乳酸菌 16 種類を厳選し、国内の無農薬大豆を培地につくりあげられた乳酸菌生産物質（製法は特許取得済み)。さらに、活発に増殖する有胞子性乳酸菌をプラス。

株式会社スペース・スリー　TEL 0120-807-950　http://www.kingmesimakobu.com

3
P111・113 チアシード

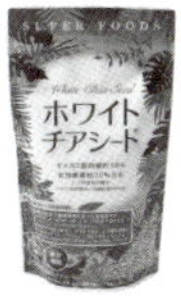

商品名「ホワイトチアシード」 (200g × 1 袋) 1,300 円

チアシードのなかでも、ホワイトチアシードはより養成たっぷりで、水分を含むと約 40% 大きく膨らみ満腹感が持続。日本で唯一の栄養機能食品チアシード。

アルフレッサヘルスケア株式会社　TEL 03-3639-6281 https://www.alfresa-hc.com

4
P60・111・113 えごま油

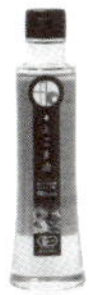

商品名「EGOMA OIL」 (180g) 1900 円前後

中国にて有機えごまを有機JAS認定工場で低温圧搾。その後日本で品質管理。クセや独特の香りも気にならない。

亜細亜食品株式会社　TEL 03-3960-8111　http://asiashokuhin.com

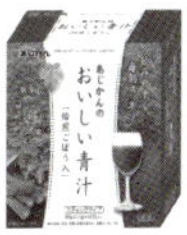

5
P114 青汁

商品名「あじかんのおいしい青汁（焙煎ごぼう入)」 (2.5g × 32 包) 3,000 円

焙煎して美味しさとポリフェノールをアップさせた国産ごぼうに、国産の桑葉、九州産の胡麻若葉をミックス。一般的なケールや大麦若葉よりも優れた栄養素が手軽に摂れる。

株式会社あじかん TEL 0800-100-7050　http://www.ahjikan-shop.com/

6
P114 たもぎ茸

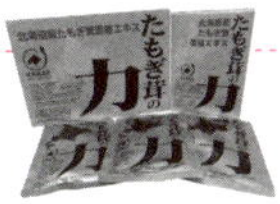

商品名「たもぎ茸の力」 (42ml × 30 袋) 12,600 円

キノコ（菌類）の中 でも特に免疫力強化作用など有用な成分が豊富なたもぎ茸。高濃度のβ - D グルカンや 20 種のアミノ酸、ミネラルを含む、国産たもぎ茸 100%の天然エキス。

アルフレッサヘルスケア株式会社　TEL 03-3639-6281 https://www.alfresa-hc.com

※価格は税別。情報は 2017 年6月現在のものです。

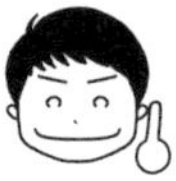

南雲吉則（なぐも　よしのり）
ナグモクリニック総院長
医学博士
1955年生まれ。東京慈恵会医科大学卒業。東京女子医科大学形成外科研修、癌研究会附属病院外科勤務、東京慈恵会医科大学第一外科乳腺外来医長を経て、乳房専門のナグモクリニックを開業。「女性の大切なバストの美容と健康と機能を守る」をモットーに全国で乳癌手術、乳房再建術を行うかたわら、ベストセラー、テレビ出演多数。「主治医が見つかる診療所」（テレビ東京）ではレギュラーをつとめ、ニュース番組では乳癌に関するコメンテーターとして活躍。「1日1食」「ゴボウ茶」「水シャワー」などの独自の若返りダイエット健康法で、メタボ体型から20歳以上若返り、還暦を過ぎてもなお若々しさを維持するアンチエイジングのエキスパート。近年は、がんから命を救う食事と生活の指導・講演にも力を注いでいる。

ドクター南雲の部屋とからだのお掃除術

2017年7月28日　第1版第1刷発行

著　者　南雲吉則

発行者　玉越直人

発行所　WAVE出版
〒102-0074　東京都千代田区九段南3-9-12
TEL 03-3261-3713
FAX 03-3261-3823
振替 00100-7-366376
E-mail: info@wave-publishers.co.jp
http://www.wave-publishers.co.jp

印刷・製本　萩原印刷

NDC597 143p 21cm
ISBN978-4-86621-069-8